呼吸で心を整える

倉橋竜哉 著
Tatsuya Kurahashi

Forest
2545
Shinsyo

「マイブレス式呼吸法」
実践者の声

試験で緊張しなかった

――渡辺みゆきさん（ライフキャリアカウンセラー）
適性試験では落ち着いて設問を聞くことができました。面接でも緊張が先に立たず答えることができました。その結果、採用の連絡をいただきました。

感情に左右されずに、正しく判断できる

――渡辺大輔さん（自動車販売会社経営）
呼吸を意識することで短いタイミングで感情をリセットし、集中力が増しました。判断が感情に左右されることが少なくなり、経営的にもプラスに働いています。

不安や恐怖感が消えた

――八木橋寿美子さん（カメラマン）
出産前の不安なとき、呼吸法を終えると、恐怖心が消えて優しい思いに包まれました。私の心に残っていたのは「赤ちゃんに会いたい」というシンプルな思いでした。

驚くほど、積極的になった

――金田光子さん（建築会社役員）
悶々としていた気持ちから、霧が晴れていくような感覚で、素直に本来の自分と向き合えるようになり、最近では自分でも驚くほどに積極性が出てきました。

眠りが深くなった

――高井真寿美さん（漢方薬局勤務）

毎日の「10分間の数える呼吸」の後、視界と頭がクリアになっていったのは驚きでした。眠りが深くなり、夜中に途中で起きることがなくなりました。

間食をしなくなった

――古川直子さん（飲食関係）

「数える呼吸」を10カウントすると心が落ち着いて、夕食後の間食をせずに済むようになり、罪悪感なく幸せな気分で眠りにつくことが多くなりました。

雑念が取り払える

――井山　京さん（ピアニスト）

ピアノの演奏会で体の力が抜け、ラクにできるようになっている自分に気づきました。体が解放されると雑念が取り払われ、心が安定しました。

部下の意欲を引き出せた

――石坂育仁さん（中小企業診断士）

毎朝の「数える呼吸」で、部下の話を集中して聴けるようになりました。部下の意欲を引き出すことができ、部下たちが主体的に行動するようになりました。

「マイブレス式呼吸法」実践者の声

会話が弾むようになった

――福井幸子さん（セラピスト）

お客様とお話をするときに、お疲れのところをより詳しく聞けたり、雑談も盛り上がるようになりました。さらに、「ラクになったよ」という言葉をいただくようになりました。

アイデアがひらめくように

――大野　緑さん（塾講師）

仕事前に「数える呼吸」をすると、生徒のわからない顔にすぐ気づくようになりました。さらに「わかりやすい説明を」と考えると、アイデアがひらめきます。

子育ての「密度」が深くなった

――宮崎広子さん（診療所勤務）

呼吸法を学んでから、子育ては時間ではなく、心を込めた密度で十分伝わると感じています。穏やかに一緒に過ごせる時間が持てた喜びを大切にしていきたいです。

忙しいときも落ち着いて仕事をこなせた

――山村憲弘さん（エンジニア）

気持ちの切り替えがスムーズになりました。強く感情が出ることが多かったのですが、少しずつ改善されています。仕事が忙しいときにも、落ち着いて多くの仕事ができました。

寝付きが良くなった

——小山田薫さん（研修講師）
「ゆるめる呼吸」と「数える呼吸」を子どもと一緒にやりました。明らかに落ち着いて「眠れそう」と布団に入りました。子どもの寝付きが良くなりました。

突然のハプニングでも落ち着けた

——水﨑結香さん（心理カウンセラー、講師）
舞台の出番直前にハプニングに遭遇して焦っている友人と「ゆるめる呼吸」をしたところ、落ち着きを取り戻して、送り出すことができました。

集中してテスト勉強ができた

——中井純子さん（研修講師）
テスト勉強をしている娘と「ゆるめる呼吸」をしたところ、ドンドン集中していき、そしてあきらめることなく、最後までやり遂げることができました。

どこでも簡単に緊張をほぐせる

——比屋根章仁さん（講師）
「ゆるめる呼吸」で、どこでも簡単に緊張をほぐし、リラックスしやすくなりました。プレゼンや大事な商談の前には重宝しています。

「マイブレス式呼吸法」実践者の声

チームの自主性が高まった

——西森康人さん（健康運動指導士）

心に余裕ができたおかげで、子どもがサッカーチームで自分の言葉でしっかり話をするようになり、自分たちの想いを発表できる場ができました。

面接で緊張しない

面接が苦手な人には「ゆるめる呼吸」を説明し、その場でやってもらうようにしています。それだけで肩が下がり、気分がラクになり、硬かった表情に笑顔が戻ります。

——谷口千里さん（飲食店経営）

表情まで変わった

不安や心配が安心に変わり、すっきりした気持ちになりました。心の余裕が生まれ、滞っていたものが巡っていくようになりました。表情の変化も現われ、笑顔も増えました。

——宮西美紀子さん（セラピスト）

毎日が豊かな時間に

楽しむことを心に感じる時間が増え、自分をとても幸せだなと思えるようになりました。

——荒川仁美さん（経営コンサルタント）

はじめに――カリスマ占い師は、あなたの息づかいを観察している

呼吸で、体調も性格も私生活も丸見え!?

あなたは、今、どんな「息づかい」をしていますか？

ゆっくりと穏やかで深い呼吸をしているでしょうか？

それとも、小刻みな浅い呼吸をしているでしょうか？

私は、呼吸法の講師を育成している、いわば「呼吸法のプロ」ですが、**その人の息づかいを見ると、その人の心の状態が手に取るようにわかります。**

心が穏やかでリラックスしている人は、呼吸もゆっくりと穏やかで、深い呼吸をしています。

一方で、心が緊張していたり、イライラしていたり、不安定な状態にある人は、呼吸が小刻みで浅くなっています。よく見ると、体が上下に動いて、肩で息をしています。

その人の息づかいを見れば、今の心の状態もわかりますし、
その人がストレスに強い人なのか？　弱い人なのか？
身のまわりが整っている人なのか？　散らかっている人なのか？

といったことも、察することができます。

服装は替えることができます。顔も化粧をしたり、自分で意識をして表情を変えることで、取り繕うことができます。あるいは、話す言葉も、本当は思ってもいないようなことを口にすることだってできます。

しかし、呼吸はなかなか取り繕うことはできませんし、その人の心の状態や体の状態が包み隠さずストレートに現われます。

さらに、**「呼吸の仕方で、自分の心を読まれている」**なんて気づいていない人が多いでしょう。

以前お会いしたカリスマ占い師が、こんな話をしていました。

「私が占いをするときには、その人の襟元を見るようにしています」

襟元が上下する様子を見れば、その人の息づかいの変化がよくわかると言います。

たとえ笑顔をつくっていたとしても、心が動揺すると、襟元の動きも小刻みになります。その人が話しているとき、あるいは、こちらから投げかけた質問によって、襟元の上下が変化する様子を見れば、どんなキーワードに反応するかもわかります。

つまり、ウソ発見器の針が上下するのと同じ現象が、あなたの襟元でも起こるわけです。

心と体の状態は息づかい、つまり「呼吸」に現われます。

逆に**「呼吸」を意識的に変化させることで、心と体の状態を変えることができます。**

それが、本書でお伝えする**「マイブレス式呼吸法」**です。

誰でも、どこでも、カンタンに、心を整えられる

呼吸法とは、「意識して呼吸することで、心や体の状態を改善させる方法」です。

目的に応じてそのやり方はいろいろありますが、**最初の一歩は、「まず自分の呼吸を感じる」**ことです。

息を吐くとき、吸うとき、あるいは止めているとき、ただ自分の息を感じるだけでも、心を穏やかにする効果があります。

本書でお伝えする**「マイブレス式呼吸法」**には、主に次の3つの魅力があります。

◎誰でもできる

スタートは、「自分の呼吸を意識するだけ」ですので、年齢や性別、体力を問わず、

子どもから高齢の方まで誰でも始めることができます。おじいちゃんからお孫さんまで、親子三代で取り組んでいる方もいます。

人生の中で最もデリケートな時期である産前の妊婦さんや出産直後のお母さんに呼吸法を生かしてもらえることはもちろんのこと、出産のときには「ラマーズ法」という有名な呼吸法がありますよね。

◎いつでも、どこでもできる

呼吸法というと、「誰もいない静かな環境でひっそりと取り組む」というイメージをお持ちの人もいるかもしれませんが、決してそんなことはありません。

自宅で取り組めるのはもちろん、通勤途中に歩きながら、あるいは電車の中で、信号待ちの車の中でもできます。仕事中の気分転換にも使えます。場の空気を整えるために、朝礼や会議のはじめに、その場でみんなで一緒にやるのもいいでしょう。

そして、1日の終わりに、お風呂の中や布団の中で、自分の体をいたわる呼吸法を行なうこともできます。

どこにいても絶え間なく続けている「呼吸」を意識的にコントロールするだけなので、場所を選びません。いつでも、ちょっとしたスキマ時間に取り組むことができるのも魅力です。

◎お金をかけずに、簡単にできる

マイブレス式呼吸法は、動きやすい服装に替えたり、ダンベルやマットなど、そういった特別なものは一切必要ありません。仕事中の場合は、スーツ姿のままでも取り組むことができます。

何か始めるときにはまず新しい道具を揃《そろ》えたい人にとっては、ちょっと物足りないかもしれませんが、お金をかけずに手ぶらでスタートすることができます。

一方、呼吸法に取り組む上で一番難しいのが「習慣化する」ことではないでしょうか。

呼吸法に限らず、どんなことにでも言えるのですが、「続ける」ことがなかなかできないという方も多いでしょう。

良き習慣は財を産む「資産」となり、悪い習慣は財を蝕《むしば》む「負債」となります。

難しいことだからこそ、それができる人には「すばらしい生活習慣」という何物にも代え難い財産を手に入れることができます。

本書は、あなたが呼吸法を「自分の習慣」にするお手伝いをします。

人生を変える最強ツールになる「呼吸法」

私が主宰する「日本マイブレス協会」では、呼吸法を通じて、体はもちろん、心を穏やかに健やかにするメソッドをみなさんにお伝えしています。

実際に、講座を受けた生徒さんたちから、**「緊張しなくなった」「集中力が高まった」「イライラや怒りを鎮めるときに必ずやっている」「ストレスに強くなった」「心**

が穏やかになった」「ムダな間食が減り、ダイエットに成功した」といった喜びの声をたくさんいただいています。

ちょっと意識して呼吸法を変えるだけで、毎日が楽しくなり、穏やかで、しなやかな心をつくることができます。いわば、あなたの人生を変えるツールが手に入ると言えます。

私がお伝えしている「マイブレス式呼吸法」は、長い歴史の中で培われてきた呼吸法を、初めての方でも取り組みやすく体系化したものです。本書ではその中でも、次の5つのテーマに即した呼吸法をお伝えしていきます。

第1章で「呼吸があなたの心をコントロールしている」と題して、**呼吸と心の深い関係性**、**メカニズム**について解説した後、

①緊張感を和らげる「ゆるめる呼吸」（第2章）

②集中力を高める「数える呼吸」（第3章）

③イヤな気持ちをリセットする「歩く呼吸」（第4章）
④頭の中の雑念を吐き出す「声を出す呼吸」（第5章）
⑤イライラや怒りを消し去る「鎮める呼吸」（第6章）

それぞれの具体的な方法をお伝えしていきます。

毎朝数分で取り組める呼吸法や通勤や散歩の途中で歩きながらできる呼吸法なので、毎日の生活の中で継続して取り組むことができます。

まったく未経験の方、初心者の方でもわかりやすいように少しずつお伝えしますので、どうぞ焦らず一歩一歩読み進めてください。**読みながら実際にできるように書いてあります**ので、ぜひこの本を片手に実践してみてください。

本書が、あなたの人生を楽しく、充実させるのにお役に立てたなら、著者としてこれほどうれしいことはありません。

呼吸で心を整える◎もくじ

第1章 呼吸があなたの心をコントロールしている

第2章

前向きな「ため息」が、緊張感を和らげる――「ゆるめる呼吸」

第3章　数えて呼吸するだけで、集中力が高まる——「数える呼吸」

第4章 イヤな気持ちをリセットする技術——「歩く呼吸」

第5章

頭の中に浮かんだ雑念を吐き出す——「声を出す呼吸」

第6章 イライラや怒りを鎮める方法――「鎮める呼吸」

装幀◎河南祐介（FANTAGRAPH）
本文・図版デザイン◎二神さやか
企画協力◎西浦孝次
ＤＴＰ◎株式会社キャップス

第1章

呼吸があなたの心をコントロールしている

「呼吸」だけに与えられた特別な機能

呼吸のすばらしいところは、「意識しなくてもできる」という点です。

あなたも「息を吐いて、吸って、吐いて、吸って」と特に意識をしなくてもできているはずです。

似たような働きをするものとして、心臓や胃などの内臓の働きがあります。心臓も、特に意識をしなくてもトクトクと拍動を続けますし、モノを食べれば、意識せずとも胃は勝手に消化活動を始めます。

こうした「意識しなくても勝手に働く器官」は、自律神経という神経系がコントロールしています。

一方で、手や足など「意識して動かす器官」は、体性神経という神経系がコントロールしています。

近年、「自律神経失調症」という言葉がよく聞かれるようになりましたが、これは、自律神経の働きがおかしくなって、暑くもないのに汗が噴き出したり、必要以上に心臓がバクバクしてしまう症状のことです。

呼吸は、この自律神経によってコントロールされている器官なのですが、同様に、自律神経の支配下にある他の器官にはない、呼吸だけに与えられた特別な機能があります。

それは、**「自律神経なのに、意識してコントロールできる」**ということです。

もっと速く心臓を動かそうとか、もっと胃の消化活動をゆっくりしようと意識しても、体はそのとおりに動かすことはできませんが、呼吸だけは、吐こうと思えば吐けますし、吸おうと思えば吸えます。

特に意識をしなければ、呼吸は、自律神経によってコントロールされます。

たとえば、心が穏やかでリラックスしているときは、おのずと呼吸も穏やかで深くなりますし、ストレスを感じていて心が不安定なときは、呼吸も浅くなったり、荒くなったりします。

一方で、**意識して呼吸をすることで、自律神経に作用することができます。**穏やかで深い呼吸をすれば、自律神経も穏やかでリラックスのスイッチが入りますし、浅い呼吸や荒い呼吸をすれば、興奮のスイッチを入れることができます。

つまり、**意識して呼吸をコントロールすれば、自律神経の働きもコントロールすることができる**のです。

機械で言えば、電気を使ってモーターをグルグル回すことができるし、逆に、モーターを回すことで電気が生まれるのと似ていますね。

焦っているときに「深呼吸をすると、落ち着く」のは、意識的に深い呼吸をすることで、自律神経が穏やかになるスイッチを押すことができ、リラックス状態になるからです。呼吸が「自律神経に作用する」典型例です。

「自分の呼吸」に意識を向ける

息をフゥーッと1回吐き切るだけで、自分の気持ちを切り替えることができます。

そうお伝えすると、「本当に?」と驚かれる方もいるのですが、実際にやっていただくと、「確かにそうですね!」と実感される方が多くいます。

「呼吸なんて24時間、それこそ寝ているときですらやっているのに、そんなことで気持ちが切り替わるわけないよ」とまだ疑っている方もいるかもしれませんね。

ここで、あなたに1つ質問させてください。

「息を吐き切る」ことを、あなたはどれぐらいやっていますか?

おそらく1日の生活の中で「息を吐き切る」という機会がある人は、ほとんどいないのではないでしょうか。

健康診断のときの「肺活量検査」を思い出してみてください。

息をいっぱいにスゥーッと吸い込んで、口にマスクを当ててから、フゥーッともうこれ以上吐き切れなくなるまで息を吐き出します。

一般的に、成人男性の標準肺活量が約4000ml、成人女性の肺活量が約3500mlと言われています。だいたい一升瓶2本分です。

一方、普段の呼吸で1回の換気（吐くと吸う）量は500ml、つまり、ペットボトル1本分程度です。

つまり、普段の呼吸では、肺活量の多くは使われていません。

現代人の生活の中で「息が切れる」ほど、肺を活用する場面はあまりないでしょう。息をすることは無意識に行なっていても、**「息を吐き切ること」は、意識しなければできません。**

そして、息を吐き切ることに意識を向けているときは、他のことをすべて忘れて、ただ自分の呼吸だけに意識を集中させている状態になります。

ただ「息を吐き切る」だけでいい

さっそくこの本をいったん置いて、「息を吐き切る」ことをやってみましょう。

やり方は、次のとおりです。

①ゆっくりとフゥーッと息を吐いていきます。

②もうこれ以上吐けないというところまでいったら、力をゆるめて息を吸ってみましょう。

息を吐き切るのは、少し息が苦しく感じるくらいのところまでで結構です。がんばりすぎて頭の血管がキレそうになったり、目の前が真っ白になるぐらい苦しくならないように注意してくださいね。

いかがでしたか?

「もう吐き出せない！」というところまで息を吐いてみたとき、イヤなことやイライラすることをすべて忘れて、**ただ息をすることだけに意識が集中**していたのではないでしょうか？

これが、本書でお伝えする「心を整える呼吸法」の基本となりますので、しっかり覚えておいてください。

この「息を吐き切る」ということを応用することで、怒りやイライラを受け流したり、自制心や集中力を鍛えたり、ストレスに強いしなやかな心を養ったりすることができます。

呼吸は、脳と深くつながっている

なぜ息を吐き切ると、心が整いやすくなるのでしょうか？

実際にやってみて実感できたと思うのですが、**息を吐き切ると、おのずと深い呼吸**

ができるようになります。そう、「深呼吸」です。

呼吸は、私たちの脳や心と密接な関係があります。

私たちの脳は、その時々の状態に応じて、いくつかの種類の脳波を出しています。

普段、私たちの脳波は、β（ベータ）波という状態になっています。

呼吸が浅くて精神的に不安定な人は、γ（ガンマ）波が出やすくなっています。γ波は、興奮状態にあったり、恐怖を感じたときに出てくる脳波です。

一方、**深い呼吸を繰り返すと、脳波をα（アルファ）波に近づけることができます**。

α波とは、リラックスしていたり、何かに集中して楽しんでいるときに出てくる脳波です。

焦っているときに深呼吸して、自分を落ち着かせようとするのは、脳波をα波に近づけるためです。

深い呼吸で、一時的にα波の状態をつくり出すことができますし、毎日呼吸法を行なうことによって、普段からα波の状態で精神を安定的にすることができるのです。

呼吸は、心と体の「換気」

呼吸の役割に関連して言うと、呼吸には**「外呼吸」**と**「内呼吸」**と呼ばれる2種類の呼吸があります。

外呼吸とは、肺を通じて外気と血液の間で酸素や二酸化炭素をやりとりする呼吸です。

内呼吸とは、体の中の細胞1つひとつが血液から受け取った酸素でエネルギーを燃焼させて、二酸化炭素を血液に渡す呼吸です。

人間の体を一軒の「家」にたとえるならば、窓を開けて風を通したり、換気扇を回して空気を入れ換えるのが「外呼吸」です。

一方、家の中で人やペットが息をしたり、ガスコンロやストーブを使うのが「内呼吸」です。

家が密閉されて、外の空気が入ってこないと、室内の空気がよどんで息苦しくなったり、ガスコンロやストーブが不完全燃焼になることがあります。

それと同様のことが、人間の体内でも起こります。

外呼吸がしっかりできていなければ、**体の細胞1つひとつが内呼吸をしづらくなってしまいます**。

内呼吸が少なくなると、**エネルギーの燃焼も少なくなります**。

ダイエットに詳しい人だったら、「基礎代謝量が下がってしまう」と言えばわかりやすいでしょうか。せっかくがんばってダイエットに取り組んでいても、しっかりとした外呼吸ができていなければ効果半減になります。ダイエットをしていない場合でも、体内で細胞が息苦しい状態になると、それぞれが十分な活動を果たせなくなり、体全体の機能性を落とすことになります。

たとえば、疲れやすい体になっていたり、健康診断でアドバイスされたとおりにやっているのに数値が回復しなかったり……。もしかしたら、自分の細胞を息苦しい部屋に閉じこめている可能性があります。

体の機能性が落ちると、思考能力も落ちて考えることがしんどくなりますし、感情の起伏が激しくなって、そのときの気分に振り回されやすくなります。

「深い呼吸」は、体と心の換気なのです。

頭の中で他人を攻撃すると、なぜ息が苦しくなるのか？

ここまで、呼吸がどれだけ私たちの脳や心に影響を与えており、呼吸があなたの心をコントロールしているか、そして、「深い呼吸」が私たちの脳や心にとてもいい影響を与えるかをお伝えしてきました。

ここからは、私たちの心を不安定にさせる「浅い呼吸」は、どんなときに起こるのか、もう少し詳しく掘り下げてみましょう。

人に理不尽なひと言を言われたり、目の前でゴミのポイ捨てをされたりしたとき、腹が立ったり、ムカつくことはあるものです。

そこで、実際にその感情をぶつけたりできればいいのですが、頭の中で言い返せなかった言葉を相手に浴びせていたり、コテンパンにやっつけたりしてしまう——。

そんなときは、たいてい心臓の鼓動が速くなっていて、息も浅くなっています。ふと我に返ると、息が苦しくなっていたり、鼻息が荒くなっているでしょう。

なぜ息苦しい状態になってしまうのか？

「腹が立つ」「ムカつく」ときは、腹や胸が圧迫されている状態で、息がしづらくなっているからです。

息が苦しくなってくると、「この状態を何とかしなければ」という意識が働いて、さらに、頭の中で相手をコテンパンにやっつけようとします。相手をコテンパンにやっつけようとすると、さらに息が苦しくなって……という悪循環に陥ってしまいます。

怒りやイライラを鎮めて受け流す「鎮める呼吸」は第6章で詳しくお伝えしますが、

私たちの感情と呼吸、そして、体が深くかかわっていることがおわかりいただけると思います。

スマホいじりをする人ほど、呼吸が浅い

「スマートフォンが手放せない」という人が増えてきているようです。

電車に乗れば、ほとんどの人がスマホをいじっていますし、お風呂やトイレにまでスマホを持ち込む人がいるという話も聞いたことがあります。

では、スマホをいじっているとき、あるいは、パソコンでネットサーフィンをしているとき、どんな呼吸をしているのでしょうか。

きっと、浅い呼吸になっているはずです。そして、おなかではなく、胸で呼吸している人が多いでしょう。

先ほど、自律神経についてお話ししました。

この自律神経は、「交感神経」と「副交感神経」から構成されており、交感神経は人を興奮させるスイッチ、副交感神経は人をリラックスさせるスイッチになっています。

スマホに表示される画面は、広告やSNS、ゲーム、動画など刺激的なものが多く、見ているだけで交感神経優位になります。

また、**スマホをいじっているときは、軽い前傾状態になっていたり、人によっては背中が丸くなっていたりして、顔が下を向いているので喉元《のどもと》が締まっている状態**になっています。

喉元が締まると息がしづらくなり、さらに息が浅くなります。**息が浅くなると、なおさら交感神経にスイッチが入りやすくなります。**

興奮状態なので、ちょっとしたことでイライラしたり、ストレスを受けやすくなっています。就寝前にスマホをいじると寝付きが悪くなるのは、そのためです。

また、スマホをいじっているとき、心は落ち着いていない状態なので、まわりの人の言葉に振り回されやすくなります。些細《ささい》なひと言で傷ついたり、腹が立ったり、チャットやメールなどで「すぐに返信をしないといけない」という気持ちになってしまったり、誰かに心を支配された状態になりがちです。

ちょっとひと休みのつもりでスマホをいじっても、実はあなたの頭の中では、ひと休みどころか、**より刺激を受けて、リラックスから遠い状態になっている**のです。

友達付き合いや仕事の都合など、それぞれにスマホを手放せない事情はあるでしょう。しかし、「スマホを手放しなさい」とまでは言いませんが、せめてリラックスしたいときぐらいは、スマホから目を離して、目線を少し上に向けてから深い呼吸をすることをおすすめします。

人付き合いが苦手な人の呼吸

あまり付き合いが深くない人と、２人っきりで話している場面をイメージしてみてください。

別にその人のことを嫌いではないし、怖い人でもないけれど、話し終わって1人になったとき、ホッと一息ついて胸をなで下ろした経験はありませんか？

もしそうであれば、「息が詰まっていた」証拠です。

人付き合いが苦手な場合、誰かと一緒にいて**緊張感が高まってくると、血圧と心拍数が上昇し**ます。動物的な本能にスイッチが入って、**「いつでもその場所から逃げ出せる」ように体が準備を始める**のです。

心拍数が増えると、呼吸の回数も増えるのですが、1回あたりの呼吸が「浅い呼吸」になります。浅い呼吸になると、すでにお伝えしたとおり、自律神経の交感神経にスイッチが入り、**ますます緊張感が高まるという悪循環**が始まります。

知らず知らずのうちに、さらに浅い呼吸になって、呼吸がしづらくなってしまうのです。

「息が合う人、合わない人」は、呼吸でわかる

誰かと一緒に仕事をしているときに、お互いの調子が合うことを「あの人とはウマが合う」と言うことがあります。

逆に、どちらが悪いというわけではないけれど、テンポが合わないときには「あの人とはウマが合わない」と言ったりします。

この**「ウマ（馬）が合う」**とは、もともと乗馬で使われていた言葉です。

馬と騎手の呼吸のリズムが合っていると、馬はその能力を発揮しやすく、逆に呼吸のリズムがズレていると、馬が速く走れないだけではなく、騎手が振り落とされてしまうことがあります。

それが一般的に使われるようになり、人と人の関係でも息が合っていることを「あの人とはウマが合う」と言うようになりました。

人間同士の関係であれば、息が合わないだけで落馬をしてケガをしたり、命を落としたりするような危険性はありませんが、息が合っていないと、やるべきことがうまく進まなかったり、コミュニケーションがしっくりしない状態が続いたりします。

たとえば、会話をしているときに、何か言おうとしたタイミングで、相手と言葉がぶつかってしまうことがあります。

「どうぞお先に」なんてお互いに言葉を譲り合ったり、相手に悪いなと思いつつ強引に話を進めてしまったり……。

なんとなく気まずさが残ることがありますよね。

「息がなかなか合わない人」には、共通点があります。

それは、**「意識のベクトルが常に自分に向いている」**ということです。

「どうすれば自分をカッコよく見せられるか」

「自分が恥ずかしい思いをしなくて済むか」

そのことばかり考えているので、相手の息づかいのテンポが見えず、呼吸のリズムが合いません。

呼吸のリズムが合わないので、話もなかなか弾まないですし、いつまで経ってもギクシャクする感覚が続くでしょう。

一方で、**「意識のベクトルが相手に向いている」人は、息を合わせやすくなります。**

「相手がどんなリズムで話をしているのか」

「どんな息づかいをしているのか」

を感じるアンテナが開いているので、それに合わせることができます。

おのずと息が合ってきて、話も弾むでしょうし、「この人といると、なぜか楽しい」という関係を築くことができるのです。

息づかいで、会話の主導権を握るテクニック

もし「この人とはウマが合わないな」と感じたら、自分の都合や相手の欠点ばかり

考えるのではなく、**相手がどんな息づかいをしているのかを観察して、感じてみましょう。**

相手はマシンガンのように速いテンポで話す人でしょうか？　それとも、ゾウのようにゆったりと話す人でしょうか？

浅くて速い息づかいでしょうか？　深くてゆったりした息づかいの人でしょうか？

相手の息づかいが見えれば、相手の頭の中も見えます。

たとえば、会話に間があったり、「えー」とか「あー」が多い場合は、考えながら喋《しゃべ》っている証拠です。

そんなときは、こちらもひと呼吸置いて相づちを打ったり、返答したりすると、相手の心にも余裕をつくることができます。

「まずは、相手の息づかいを見てみよう」と意識のベクトルを相手に向けるだけでも、**自分の心に余裕ができて、息を合わせやすくなる**はずです。

逆に、こちらは早く話を切り上げたいのに、一方的に話し続けて止まらない人もいます。

「察してほしい」と思っても、相手は自分が話すことに夢中になってしまって、なかなか気づいてくれないこともあります。

そのような場合は、**「息をズラす」**ことで相手に喋りづらくさせることができます。

相手が速いテンポで話すタイプであれば、こちらはゆっくりと相づちを打ち、相手がゆっくり話すタイプであれば、早口で返しましょう。

そうすると、相手はあなたとの会話がしづらくなって、話が早く切り上げられるようになります。

相手の息づかいの特徴をつかんで、「息を合わせる」「息をズラす」を使い分ければ、相手との会話の主導権を握ることができるようになります。

「空回りしているな」と思ったら、深呼吸の前にコレをやる

職場で仕事をしている人を見ると、特に忙しそうにしているわけではないのに、「仕事がきちんと前に進んでいる人」もいれば、息つく暇もないくらい忙しくしているのに、「仕事が前に進んでいない人」もいます。

「条件反射」という言葉があります。人間を含めて動物の脳は、常に目の前のことに反応して、「これをやれ」「その次はあれをやれ」と命令を出しています。

その命令に従っていると、次々といろんなことに手をつける羽目になり、やがて本来の目的を忘れてしまうことがあります。

脳が目の前のことに反応して「これをやれ」「その次はあれをやれ」と命令を発しても、ひと呼吸置くだけで、心に余裕ができて、優先順位を判断することができます。

自分の中に「2人の自分」がいることをイメージしてみてください。

本来の目的を達成しようとする「本当の自分」と、目の前の出来事に注意をそらそうとする「もう1人の自分」です。

「本当の自分」のことを忘れて「もう1人の自分」にばかり気を取られてしまうと、息つく間もなくバタバタして何も成果を生み出さない、いわゆる「空回りの人」になってしまいます。

「自分が空回りしているな」と思ったり、「目の前のことに振り回されそうになっている」ことに気づいたら、**深呼吸をする前に、まず自分の呼吸のリズムを感じてみてください。**

自分の息づかいを感じるだけでも、自分自身のことを客観的に見ることができるようになります。

十分に自分の息づかいを感じることができてから、深い呼吸をします。

だんだんと「もう1人の自分」の叫び声が小さくなって心が落ち着いてきて、「本当の自分」を取り戻しやすくなっているはずです。

「自分の息づかい」を感じる秘策

「息づかいを感じる」ということがわかりづらいと思っている人にとっておきの方法があります。

それは、**「脈拍を測る」**ことです。

安静時の拍動数は、成人の場合、だいたい1分間に60〜75回です。普段からスポーツをしている人は、もっと少なくなります。

手首の付け根や首の付け根を触って、1分間の拍動数を測ってみましょう。「空回り」しているときは、おそらく安静時よりも多くなっているはずです。深い呼吸をして再び測ってみると、拍動数が下がるのを実感できます。呼吸が穏やかになった証拠です。

なぜかバタバタしてしまうとき、気忙しくなっているとき、がんばっているのに認められなかったり、成果が出ないとき、「もう1人の自分」が空回りをしています。

そんな自分を「どうにかしなきゃ」と思って、もう1人の自分のままで解決しようとしても空回りがひどくなるだけです。

自分の息づかいを感じるだけで、「本来の自分」を取り戻すきっかけができるのです。

未来と過去にとらわれず、今ココに意識を取り戻す方法――マインドフルネス

「呼吸法だけで幸せになれる」と言ったら、あなたはどう思いますか？

「そんなこと、絶対無理だ」と思う人もいれば、「眉唾《まゆつば》だけど、そんなことができたらいいなぁ」と思う人もいるでしょう。

実は、**自分の呼吸を感じることを繰り返すことで「幸せになる能力」を鍛えることができます。**

「幸せ」だと感じる時間は人それぞれですが、例外なく言えるのが、何かを楽しんで

いたり、感じていたり、意識が「今ここ」にあるときではないでしょうか。

ひと口目のビールを飲むときに、昨日のことや明日のことを考えながら飲むことはないですよね。

ビールの冷たさ、苦み、喉ごしの良さなどをただ「感じて」いるはずです。ケーキを食べるとき、大好きな人と一緒に過ごすとき、趣味に没頭しているときも同じでしょう。

過去や未来、あるいは他人との比較から意識を切り離して、心が「今ここ」にある状態を「マインドフルネス」と呼んでいます。

「マインドフルネス」は、**グーグルやインテルなど、シリコンバレーにある最先端企業が社員向けプログラムに取り入れている**ということもあり、日本でも注目されているので、ご存じの方も多いでしょう。

このマインドフルネスをつくり出すトレーニングの1つとして、とても簡単な方法があります。

それは、何度か繰り返しお伝えしている**「自分の呼吸を感じること」**です。

吐息がくちびるにあたる感覚、フゥーッという音、おなかが凹んでいく感覚、そして、スゥーッと息を吸うときの音やおなかが膨らむ感覚、酸素が体の隅々にまで行き渡る安心感……。

呼吸をただ感じるだけでも「今に集中すること」ができます。

まわりから見るとしんどそうな境遇にいる人でも、幸せな日々を送っている人がいます。

一方、周囲の人がうらやむようなすばらしい環境に恵まれている人でも、毎日が不幸だと感じている人もいます。

幸せに感じるかどうかは、与えられた境遇によるものではなく、自分に「幸せだと感じる能力」があるかどうかです。

そして「幸せだと感じる能力」は、1日たった数分でも呼吸に意識を向けることで鍛えることができます。

「マイブレス式呼吸法」は、心の筋トレ

ダンベルを持ち上げて筋肉トレーニングをするように、マイブレス式呼吸法を繰り返すことで「心の筋肉」を鍛えることができます。

「集中力」を例にとって考えてみましょう。

集中力とは、「目の前の1つのことに意識を向けて、それ以外のことは考えない」という状態を維持する力です。

呼吸が浅くて精神状態が不安定な人は、目の前のことに集中することがなかなかできません。

集中できないということは、仕事や勉強で成果を出せないのはもちろん、遊んでいても「楽しい」と感じられなかったり、食事をしていても「おいしい」と感じられなくなってしまいます。

マイブレス式呼吸法で「心の筋肉」を鍛えることで、集中力を高めることができます。

集中力が高まれば、おのずと仕事や勉強で成果を出しやすくなるものです。

それだけではありません。日常生活の些細なことでも「楽しい」と感じたり、日々の平凡な料理を「おいしい」と感じたり、まわりの人の何気ない心遣いを「うれしい」と感じたり、1日の終わりに「今日は幸せだったな」と感じることが増えるでしょう。

集中力を高めるための具体的な呼吸法については、第3章で詳しく解説します。

呼吸の2つの種類

では、私がお伝えする呼吸法の基本的なやり方、いわゆる「型」をお伝えします。

呼吸の仕方には、大きく分けて**「胸式呼吸」**と**「腹式呼吸」**があります。

読んで字のとおりですが「胸でする呼吸」と「おなかでする呼吸」の違いです。

胸でする呼吸、つまり「胸式呼吸」では、肺の周囲が肋骨《ろっこつ》に囲まれているため、多くの空気を吸うことができません。

一方で、おなかでする呼吸「腹式呼吸」では、肺の下部にある横隔膜が下がるので、多くの空気を吸うことができます。

浅い呼吸になっているときは、たいてい「胸式呼吸」になっています。このまま深い息をしようとしてもなかなかできません。

浅い呼吸になっていると感じたら、まず意識をおなかに向けてみてください。おなかのポンプで息を吐き出すイメージです。そうするだけで、呼吸が深くなっていくことを実感できるはずです。

呼吸が深くなってくれば、緊張感も弱まって、少しずつリラックスしていきます。

「腹式呼吸」という言葉を出すと、「私は腹式呼吸が苦手なのです」と言う人がいます。特に女性は苦手意識を持っている人が多いようです。

ですから、最初は腹式とか胸式とか難しく考えなくてＯＫです。

ここでは、少しでもおなかのポンプを動かして息をしているというイメージができていれば大丈夫です。誰にでもできる腹式呼吸の方法については、本書で後ほどお伝えしますので、ご安心ください。

ポイントは、「いかに不自然にやるか」

「呼吸法」というと、「自然な方法でやる」というイメージをお持ちの人が多いでしょう。

しかし、実は**「不自然にやる」ことが大きなポイント**です。

第３章でお伝えする「数える呼吸」をするとき、息は吐くところからスタートして、吐き切って、２、３秒止めて、力をゆるめて吸います。

呼吸は、息を吐くことからよりも、吸うことからのほうがやりやすいものです。また、息を吐き切る機会なんて、普段の生活ではあまりありません。そして、息を止めるのは、吐き切ったあとよりも、吸ったあとのほうがやりやすいのは、誰しも同じです。

こうした自然にできる方法ではなく、なぜ不自然な方法でやるのか？

それは、「自分の呼吸を意識するため」です。

先にもお伝えしたとおり、**「呼吸」は無意識でできます。一方、「呼吸法」とは、無意識でできることをあえて意識して行なうこと**です。

自然にできる方法だと無意識でできてしまい、呼吸法にならないのです。

あえて不自然な動作を入れることで、意識的に呼吸ができるようになります。

たとえば、普段の生活の中で「息を止める」という場面は、ほとんどないですよね。

あえて**「息を止める」という不自然なステップを入れることが、意識的に呼吸することにつながります。**

さらに、**息の止め方にもポイントがあります。**

少し実験をしてみましょう。今、これを読みながら軽く息を止めてみてください。止めるのは3秒で結構です。

1、2、3……、おつかれさまでした。

おそらくほとんどの人が、息を吸ったあとの状態で、息を止めたはずです。

これが自然な息の止め方です。

「息を吐いたあとに止めること」は、意識しながらやらないとできないことが実感できたのではないでしょうか。

本書でお伝えする呼吸法の動作1つひとつには、それぞれ大切な意味があります。「こっちのほうがラクだから」「自然なやり方がいい」と言って、我流を混ぜてしまうと、効果半減どころか逆効果になる場合もあります。まずは、型を守って取り組んでください。

呼吸を変えれば、人生が変わる

あなたにとって尊敬していたり、目標としている人はいますか？

あるいは、「この人みたいな生活をしてみたいな」と思う理想の人はいますか？

その人が、普段の生活でどんな息づかいをしているのか想像してみてください。

おそらくゼエゼエ、ハアハアといった浅い呼吸ではなく、ゆったりとした穏やかな息づかいを思い浮かべる人が多いのではないでしょうか。

逆に、息の浅い人は「理想の人」にはならないですよね。

それでは、今度は、自分の「理想の人生」について考えてみましょう。

「もっとすばらしい人生を歩みたい」「何かを成し遂げたい」「夢を叶えたい」と考えたとき、たとえば、もっと大きな家に住みたいとか、海外で暮らしたいとか、大好きな人と一緒に過ごしたい……。人によって願う「理想の人生」のあり方はさまざまでしょう。

それでは、自分の考える「理想の人生」がすべて叶ったと想像してみてください。

目の前に見える風景、聞えてくる音、手に取って感じられるもの……。五感をフルに使って、その世界をイメージしてみてください。

十分にイメージできたら、自分の体に意識を向けてみてください。

理想の人生を歩んでいるとき、自分は果たしてどんな息づかいをしているでしょうか。

おそらくハッハッという浅くて軽い呼吸ではなく、ゆったりとした深くて穏やかな呼吸になっていることでしょう。

理想が叶っているから、ゆったりとした、深くて穏やかな呼吸になっていると言えますが、逆も真なりで、**ゆったりとした深くて穏やかな呼吸だからこそ、心に余裕ができて、理想が叶いやすくなる**とも言えます。

一方で「一生懸命にがんばっているのだけれど、幸せになっている実感がない」という人もいることでしょう。

ほしいものは手に入ったけれど、浅い呼吸で空回りし続けている人もいます。息が詰まってしまったり、いつも息切れをしていたり……。
「こうありたい」「もっとほしい」という想いを今すぐに叶えることはなかなかできないかもしれませんが、息づかいであれば、今すぐにでも簡単に変えることができます。

息（いき）が詰まれば、行き詰まります。

息（いき）を変えれば、生き方が変わります。

あなたの「理想の人生」を叶えたいのであれば、まずは理想の息づかいに変えてみようではありませんか。
次の章からは、いよいよ呼吸法の具体的なやり方についてお伝えします。ぜひ本書を通じて、あなたにとっての理想の息づかいを手に入れてください。

体験談

呼吸で
生活のリズムが改善
（会社員・宮脇宏之さん）

　呼吸法を学んで良かったのは、生活のリズムが改善されたことです。主に使っている呼吸法は、「数える呼吸」「歩く呼吸」「鎮める呼吸」です。

「数える呼吸」は、毎朝起きぬけに正座をして壁に向かって10カウントしています。じっくりゆっくり吐くことができる日もあれば、つっかえ、つっかえで吐くことしかできない日もあります。体や頭が重い日は吐く息がつっかえ、吐く息がゆっくり長い日は体や頭がすっきりしているときでした。つまり吐く息で体調がわかるのです。

　それがわかってからは、体調がどれぐらい悪いかを「数える呼吸」で判断しています。医者にかかる・自宅で寝る・職場に行くが早退するといった選択が楽にできるようになってきました。

「歩く呼吸」は、出社時と退社時に気持ちの切り替えをしたいときに役立っています。「歩く呼吸」をしてから職場に着くと、やるべきことが頭に次々浮かび仕事のスタートがリズム良くできます。

「鎮める呼吸」は、イライラした場面で活躍してくれます。たとえば、電車の中でシャカシャカ音が聞こえてきてイライラしたときに、「うかいのなわ」をやると、シャカシャカ音が気にならなくなり、読書ができるようになりました。

　これらの呼吸法で自分のコントロールができるようになってきたと感じています。これからも呼吸法を続けていきたいです。

第2章

前向きな「ため息」が、緊張感を和らげる

――「ゆるめる呼吸」

効果的な「一息つく」方法

あなたにとって「ホッ」と一息つくのは、どんなときでしょうか？

忙しくて休む時間も取れないことを「一息つく暇もない」と言ったりします。

どんなに集中力が持続する人であっても、休みなしで何かに取り組み続けていたら、やがて集中力は落ちてきて、一晩寝るだけでは回復できないほどの疲労を抱えてしまうことでしょう。

適度に「一息つく」ことで、気持ちをリフレッシュして、集中力を持続させることができます。

また、給料日前でお金のやりくりに苦労しているとき、臨時収入を手にした場合も「これで一息つける」ということがあります。

この場合は、それまで絶え間なく抱えていた緊張感や不安感から解放されて、心が安堵《あんど》することを意味しています。

英語では一息つくことを「breathe easy」と言いますが、慣用句として「安心してください」という意味もあります。

ひと休みできるタイミングがあるからホッと一息つける、あるいは当面の心配事がなくなったから一息つけるという場面は、誰でも一度は経験したことがあるでしょう。

逆に、文字どおり「1回息をつく」だけで気持ちをリフレッシュさせたり、不安感から心を解放することができます。

仕事中、特にデスクワークなどは作業に集中していると「息が詰まる」状態が続くことになります。また、心配事を抱えているときも呼吸が浅くなっています。

体の中で呼吸をしているパイプがギュッと締まって細くなっている状態をイメージしてみてください。

もし、そうなっていることに気がついたら、**一度できるだけ息を吸い込んでみてください。もうこれ以上吸い込めない状態になったら「ハァーッ」と思いっきり吐き出**

してみましょう。

すると、細くなったパイプに一気に空気が流れ、元の自然な太さを取り戻します。

思いっきり息を「ハァーッ」と吐き出すだけで、心がずいぶんと軽くなって、気持ちに余裕が生まれることを実感できるでしょう。

心に余裕ができれば、視野が広がって今まで見えなかったものが見えることもありますし、まわりの人にもイライラせずに余裕を持って接することができます。

漢字で「忙しい」とは「心を亡くす」と書きますが、息は「自分の心」と書きます。一息つくことで文字どおり「心を取り戻す」ことができます。

この章では、さまざまな場面で使える効果的な「一息つく」方法をお伝えします。

コーヒーやタバコに頼らない気持ちの切り替え方

この章でお伝えする「ゆるめる呼吸」は、コーヒーやタバコの代わりになります。

コーヒーを飲むお店のことを「喫茶店」と言ったり、タバコをたしなむことを「喫煙」と言ったりします。

喫茶の由来は、禅語の「喫茶去《きっさこ》」にあると言われています。「喫茶去」という書が掲げられている茶室を見かけることもあります。

中国・唐の時代の趙州和尚《じょうしゅうおしょう》のエピソードが由来となっています。

「喫茶去」とは、「良かったら、お茶でもいかがですか?」というお誘いの言葉です。

趙州和尚は、たとえどんな人が茶室に来ても、「喫茶去」と言って、相手の身分の高低にかかわらず誰に対しても平等なおもてなしの気持ちで客人に茶を振る舞っていました。

その逸話から喫茶去とは「とらわれない心」、あるいは「無我の境地」を表す言葉として使われるようになりました。

喫茶店で一杯のコーヒーを飲んだり、あるいは、タバコに火を点けてホッと一息つく。その時間は、いろんなことを忘れ、ストレスやプレッシャーのとらわれから解放されて、無我の境地と言えるようになっているという人もいるでしょう。

日常の中で、そういった「心が安らぐ時間」を持つことは、とても大切です。

しかし、コーヒーやタバコには常習性があり、元々はホッと一息つくためにたしなんでいたものが、摂取量が増えると、いつの間にか中毒になって「それがないとイライラしてストレスを感じる」ようになることがあります。そうなると、本末転倒です。

コーヒーやタバコに頼らずとも、**呼吸に意識を向けることで、日常のストレスやプレッシャーから心を解放して、「とらわれない心の状態」をつくり出すことができます。**

コーヒーやタバコに手が出そうになったら、コーヒーを淹《い》れる前、あるいはタバコに火を点ける前に、先にホッと一息ついてみてください。

自分の呼吸に意識を向けているときは、そのことだけを感じていて、他のことは何も考えていない時間になります。まさに、その瞬間は何事にもとらわれない心の状態になっています。自分のことすら忘れて、まさに「無我の境地」を体感していると言っても過言ではありません。

息を吐けば、今すぐにコーヒーをやめたり、禁煙ができるというものではありませんが、コーヒーやタバコに手を出す前に呼吸に意識を向けるようにすると、普段どれだけ無意識で摂取していたのかを実感することができるでしょう。

そうすれば無意識や「なんとなく」の惰性でコーヒーやタバコに手を出すことは少なくなるはずです。

最近ちょっとコーヒーを飲みすぎているなと感じる人、タバコの本数を減らしたいなと思う人は、ぜひ試してみてください。

ため息で、「幸せ」は逃げない

「一息つく」息づかいに近いものとして、「ため息」があります。

「ため息をついていると、幸せが逃げちゃうよ」なんていうことがよく言われます。

確かに人がいる目の前で「ハァー」とやってしまうと、一緒にいる人は愉快な気持ちにはなれません。ため息を聞かされるほうも、なんだかしんどくなってしまうことがあります。「私の前で、ため息なんてつかないでよ」と言う代わりに、「幸せが逃げるわよ」と言うようになったのかもしれません。

しかし、呼吸法のプロとして言わせていただければ、**ため息をついても幸せは逃げません**。

むしろ、**ため息をガマンするほうが幸せは逃げる**と考えていいでしょう。

ため息をつくときの姿勢を想像してみてください。

おそらく疲れて少し前かがみになっていて、顔は下向きになっていることが多いでしょう。

前かがみになっていると胸が圧迫され、顔が下向きになると喉が圧迫されます。

そう、呼吸がしづらい状態になっているのです。このままだと「息が詰まって」しまいます。

息苦しくなってしまう前に、きちんと深い呼吸をするために自然と出てくるのが、「ため息」です。**「無意識でする深呼吸」**とも言えます。

ここで「ため息をつくと幸せが逃げるからガマンしよう」としてしまうと、どんどん息苦しくなって、やがて息が詰まって「行き詰まり」の状態に陥ってしまいます。

ところで、ため息は漢字で書くと「溜める息」なのに、実際はハァーと「吐き出す息」になっています。

息を溜め込むのではなく、心や体に溜めていたものを、息を通じて吐き出す感覚です。

「ため息は、トイレと同じ」なのです。

人前でするのは憚《はばか》られますが、ガマンすると苦しくなり、溜めていたものを出せばスッキリするものです。

ため息が出そうになったら、グッとガマンせずに、**1人になれる場所で思いっきり**

吐き出してください。

このとき、体に溜まった疲れやストレスなども息と一緒にハァーッと吐き出すイメージをすると、さらにスッキリできます。

ため息は、生理学的にもメリットだらけ

おなかに手を当てて、ハァーとため息をついてみてください。

おなかが凹むのが感じられるはずです。

第1章で呼吸には「胸式呼吸」と「腹式呼吸」があるとお伝えしました。**ため息をつくと、自然とおなかでする「腹式呼吸」**になります。

腹式呼吸をすると、肺と消化器の仕切りとなっている横隔膜が上下します。横隔膜が上下すると、みぞおちの下あたりにある太陽神経叢《たいようしんけいそう》という自律神経を刺激します。

この太陽神経叢が刺激されると「副交感神経」、リラックスのスイッチがＯＮにな

ります。

つまり、**ため息をつくだけで、おのずとリラックスできる**わけです。

ため息をつきたくなるような場面を想像してみてください。

たいてい、不安や緊張感があったり、疲労が蓄積しているときのはずです。

それらのプレッシャーから心身を解放するために、体が発しているのがため息なのです。

ため息には、他にもプラスの効果があります。

深い呼吸をするので、**血流量が増加して、酸素が全身や脳に行き渡りやすくなります**。それによって、**疲労を軽減し、ネガティブな感情を受け流しやすくすることができます**。

また、ガンや皮膚の老化を招く「活性酸素」というものがあります。活性酸素は、過度なストレスや不安定な生活のリズムによって体内に蓄積されていきます。

しかし、ため息によってさらに働くようになるスーパーオキシドディスムターゼ

（SOD）という酵素には、その**活性酸素を分解する作用**があります。
「ため息をつけばガンが治る」とは言いませんが、少なくともため息をガマンし続けることは、ガンや老化の遠因になることは間違いありません。

〝前向きな〟ため息が、「心の弦」をゆるめる

ここまで「ため息」のプラスの効用をお伝えしてきました。実は、ため息の効果をさらに高める**「積極的なため息」**の方法があります。

しんどいときに「ハァー」とため息をつくことも悪くないのですが、「前向きなため息」をつくことで、ため息が出そうな息が詰まる寸前の状態になる前に、心と体をケアすることができます。

心と体を緊張感から解放させる「ゆるめる呼吸」という呼吸法です。

20〜30秒あればできますので、読みながら試してみてください。

①呼吸をしやすいように、目線を水平ラインより少しだけ上にします。
②息を吸いながら肩を持ち上げます。
③これ以上、息が吸えなくなったら「ハァー」と一気に息を吐き出します。
④息を吐き出しながら、肩をストンと落とします。
⑤これを1〜3回繰り返します。

本書で紹介している他の呼吸法は「吐くところ」から始まるのですが、**「ゆるめる呼吸」だけは、「息を吸うところ」から始まります。**

緊張感が高まって息が詰まっているときには息を吐くことすら難しくなるので、まずは**しっかり吸ってから勢い良く「ハァーッ」と吐き出すことで、息が詰まる状態を解消することができる**からです。

もしまわりの状況が許すのであれば、**息を吐くときに「あー」と野太い声を出すとより効果的**です。

お風呂に入ったとき、あるいは、ひと口目のビールを飲んだあとに自然に出てくる「あー」というあの声です。

おっさんのような野太い、低い響きのある声であればあるほど、効果があります。

女性の方も恥ずかしがらずに試してみてくださいね。

こんなときに効果バツグン「ゆるめる呼吸」

次のようなシチュエーションで「ゆるめる呼吸」を使ってみてください。

◎人前に立つ前など、緊張感に押しつぶされそうなとき。

◎人間関係のストレスで気持ちがモヤモヤするとき。

◎取り組んでいることがうまく進まず、行き詰まりそうなとき。
◎仕事や勉強の前など、気持ちを切り替えたいとき。
◎一仕事終えて、心や体に疲労感があるとき。

1人で行なうこともできますが、朝礼や会議の前など「みんなと一緒に」ゆるめる呼吸をすると、いい気分転換になります。

私の呼吸法の受講生の中には、会議の前にみんなと一緒にやっているチームのリーダーや、ピアノ教室でレッスン前に子どもと一緒にやっている先生もいます。

男性も女性もみんな一緒に「あー」とやるのは、やる前は少し抵抗感があるかもしれませんが、やってみると場に一体感が生まれますので、場づくりが求められる会議のファシリテーターや講師にもおすすめです。

おっさんのような「野太い声」が、全身をほぐす

「ゆるめる呼吸」のやり方の中で、「あー」と野太いおっさんのような声を出すと、より効果的とお伝えしました。

なぜ声を出すといいのか？

たとえばマッサージを受けている場面を想像してみてください。

マッサージ師の指がツボに入ったとき、男性でも女性でも思わず「あー」と野太い声が漏れ出てしまうものです。

マッサージのときに指がツボに入ると、痛みを感じて、体がギュッと硬くなって緊張状態になります。このとき、人は反射的に「あー」と**野太い声を出すことで、全身の緊張を解きほぐしている**のです。

声を出すのをガマンして息を詰めていると、緊張して体が硬くなって、マッサージ師の指がツボに入らなくなってしまいます。

適度に声を出すことで、効果的にマッサージを受けることができるわけです。

「ゆるめる呼吸」でも、**積極的に声を出すことで、さらに全身をゆるめることができます**。

息を吐くときにまわりに気を使って声を出さないようにガマンをしてしまうと、その分だけ、緊張感が体に残ってしまいます。

躊躇《ちゅうちょ》をせずに「あー」と野太い声を出すことで、余分な緊張感を残さずに息を吐き出すことができます。

また、声を出すときには、喉にある**「声帯」**が震えます。

この振動が体に伝わることで、緊張感や疲労でこわばった全身をゆるめる効果があります。

たとえば、ピアノなど音の出る楽器でも、ずっと音を出し続けていると、音の響きで弦などの部位がゆるんでしまうので、時々、それを元に戻す調律が必要になりますよね。**人間も声の響きで、良い意味で体がゆるみます**。

試しに、声を出さないでやるのと、野太い声を出してやるのを1回ずつやってみると、声を出したほうがゆるんだ実感がするでしょう。

そして「あー」という軽くて上品な声よりも、「あー」という野太いおっさんのような声のほうが、より全身に響きが伝わるのを実感できるはずです。

ビールを飲むときに「あー」と言い、お風呂に入るときに「あー」と言っている世のおっさんたちは、そのような場面で疲労感や緊張感をゆるめています。

「1人でいるときに野太い声を出すなんて」などと思うぐらい上品で、起きている間はずっと緊張感にさらされているような人こそ、ぜひ野太い声を出して「ゆるめる呼吸」を実践してみてください。

もちろん、まわりに人がいるときは、声を出さなくてかまいません。たとえ**声を出せなくてもやらないよりも、やったほうがいい**ですから。

しかし、声を出すのが許される場であれば、ぜひ声を出して全身をゆるめてみてください。

「ゆるめる」効果を上げる目線の位置

前向きなため息をつく「ゆるめる呼吸」でゆるむのは、体だけではありません。心もゆるみます。

人前に立つときなど、緊張して手のひらが汗でびっしょりになったり、じっとしていられなくてまわりをウロウロ歩いてしまったなんていう経験はありませんか？

これは、心の状態が、体に影響を与えている典型例です。

体が疲労しているとき、あるいは緊張しているとき、どうしても前かがみになって俯《うつむ》きがちになります。

そうなると、考えることも、どうしてもネガティブなことが多くなります。

「俯く」ことは「鬱向く」ことに通じると言われますが、心の中にネガティブなことが増えると、体もますます前かがみになってしまい、ネガティブなスパイラルに陥ってしまいます。

もうどうしようもなくなったとき、人は「ため息」という防衛反応でそれを緩和しようとするわけですが、そこまで深刻な状態になる前に「ゆるめる呼吸」で心と体をゆるめましょう。

「ゆるめる呼吸」では、**目線を水平ラインより少しだけ上にします**。

これは、喉を開いて呼吸をしやすくするという効果もありますが、俯き加減になっている目線を上にすることで、ネガティブなことを考えづらくするという効果もあります。

実際、目線を上にするだけで、イヤなことやつらいことを考え続けるのは難しくなりますよね。ぜひ目線にもこだわって、取り組んでみてください。

緊張感を和らげる

「ゆるめる呼吸」のやり方

①目線を水平ラインより
少し上にする。

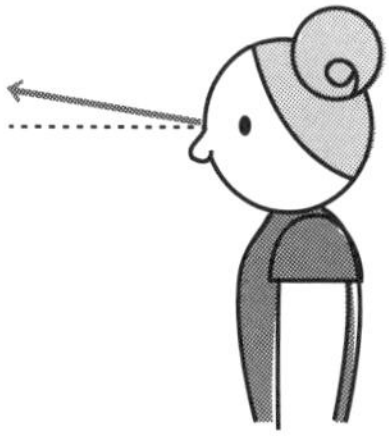

②息を吸いながら、
肩を持ち上げる。

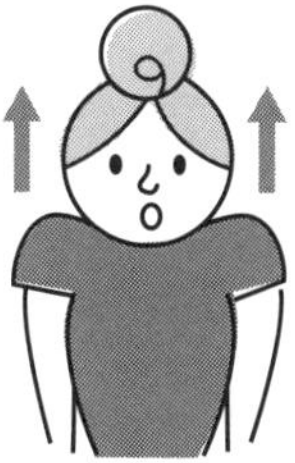

③これ以上息が吸えなくなったら、「ハァー」と一気に息を
吐き出しながら、肩をストンと落とす。

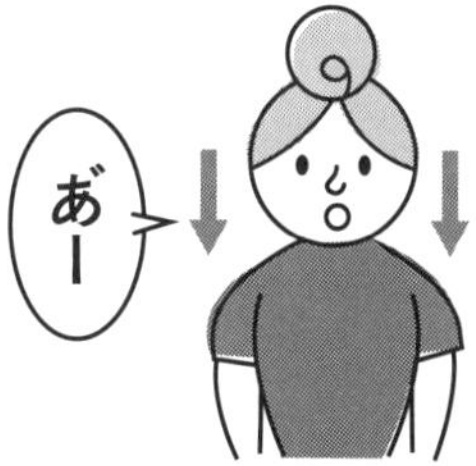

POINT

- 息を吐くときに「あー」と野太い声を出す。
- まわりに人がいるときは、無理に声を出さなくてOK。
- 「ため息」を積極的に行なうイメージで。

こんなときにおすすめ

- 人前に立つ前など、緊張感が増しているとき
- 人間関係のストレスで気持ちがモヤモヤしているとき
- 仕事やアイデア出しなどで、行き詰まったとき
- 急なトラブルが起こったとき

人前で話すときに緊張する人は、心の中で何が起こっているのか？

人前で何かを発表するとき、どうしても緊張してしまうという人も多いでしょう。緊張しすぎて、声がうわずったり、足や手が震えてしまうことも……。

私もそうですが、人前で喋ることが得意そうな講演家や講師でも、登壇するときには毎回緊張するという人は少なくありません。

このような場面で「ゆるめる呼吸」を行なえば、緊張感をなくしたり、緩和することができます。

そもそも、なぜ人前に立つと緊張するのでしょうか。

それは、多くの人の目にさらされるということもありますが、一番の理由は、「間違えられない」「失敗できない」という気持ちです。

たとえ多くの人の前にいても、何度も間違えていいのであれば、おそらく緊張しないはずです。言葉遣いを間違えてしまったり、言うことを忘れてしまうと、目の前の人、舞台裏の人に迷惑をかけてしまいますし、自分自身も恥ずかしい思いをします。大事なチャンスを失ってしまうこともあるでしょう。

「間違えられない」「失敗できない」と考えているときは、意識が自分に向いています。チャンスや自尊心を守るために、自分はどうすればいいのか——。そのことばかりが頭の中をグルグルと回っている状態です。

意識が自分に向いていると、自分の中に生まれた緊張も感じやすくなります。最初はそれほどでもなく小さかった緊張感も、それを感じていると意識した瞬間から、徐々に大きくモクモクと膨らんできます。それは、意識が自分に向いている限り、逃れられません。

そのようなとき「ゆるめる呼吸」をして、意識を自分から呼吸に向けることで、頭の中のグルグルから逃れることができます。

「ゆるめる呼吸」で、緊張感が消える

緊張感をなくすために大切なことは、ゆるめる呼吸をするときに、**体の感覚へ注意を向ける**ことです。

◎息を吸っているときに、胸やおなかが膨らんでいる感覚。
◎力を入れて肩を持ち上げているときの感覚。
◎吸い終わって、吐くまでの一瞬だけ息を止めているときの感覚。
◎「あー」と吐くときの、口から息が出ているときの感覚。
◎声帯が震えて、その振動が全身に伝わっている感覚。
◎肩の力が抜けていく感覚。

このような体の感覚を丁寧に味わうと、緊張感をキレイになくすことができます。

本番前で焦ってしまい、「とりあえず息を吸って吐けばいいか」とテキトーにやってしまうと、効果はあまり出ないので注意してください。

人前に立つときなど、緊張する場面は、それがうまくいけば、人生が前に進むチャンスであることが多いでしょう。ぜひ「ゆるめる呼吸」を活用して、チャンスをつかんでください。

トラブルが起こったときには、すぐに「ゆるめる呼吸」

映画やドラマのワンシーンで、主人公がピンチに陥ったときに、「とにかく落ち着かないと」と深呼吸をするシーンを見かけることがあります。

失敗を取り戻そうとしたり、トラブルを回避しようとしても、焦った心のままでは、失敗を重ねてしまうような二次災害、三次災害を引き起こしかねません。

「焦っているときこそ深呼吸」というのは、理に適っています。

もちろん、普通の深呼吸でも効果はあるのですが、「ゆるめる呼吸」をすれば、さらに落ち着きを取り戻すことができます。

何かトラブルが起こって、心の警報機がガンガン鳴りまくっているときを想像してみてください。

とにかく何とかしないといけないと思い、手足が出そうになってオロオロしたり、頭の中でグルグルと回っている言葉を口に出しそうになるものです。

そんなときは、**「とりあえず、今から30秒だけ、ゆるめる呼吸をしよう」**と心に誓ってください。

この30秒行なうだけで、**二次災害、三次災害を防ぐ**ことができます。

まず、呼吸をしやすいように、**目線を水平ラインより少しだけ上**にします。

トラブルが起こっているときは、肉体的にも精神的にも「視野が狭く」なっています。

この視野の狭さが、二次災害、三次災害を引き起こす原因となるわけですが、目線を少し上げるだけで、視野が広くなって、まわりが見渡せるようになります。

たったそれだけのことで、焦った上で不用意に手を出してしまったり、言ってはいけない言葉を吐いてしまったりということが少なくなります。

次に、**息を吸いながら肩を持ち上げます**。

しかしながら、心が焦っているとなかなか息が吸えなかったり、肩がすでに上がっていて、それ以上持ち上げられないこともあります。

「なんとかしないと！」というプレッシャーが自分の体に影響を与えていることを実感するはずです。

その実感がとても大切です。

それが実感できると、客観的に自分と向き合いやすくなります。焦りに心も体もとらわれている自分が外側から見えて、トラブルを何とかする前に、まず自分を落ち着かせる必要があることがよくわかります。

これ以上、**息が吸えなくなったら「ハァー」と一気に息を吐き出します**。息を吐き出すときに、焦りやイライラの気持ちも息と一緒に口の中から出ていくのをイメージしてみてください。

黒いドロドロとしたもの、あるいは赤くてトゲトゲしたもの……。そういったものが体外に出ていって、体が落ち着きを取り戻すイメージです。

これまで何度かお伝えしたとおり、このとき「あー」と野太い声を出せれば、なお体はゆるみます。

これを1回10秒、3回でも30秒で終わります。これをやるだけで、落ち着いた対処がしやすくなるはずです。

「トラブルが起こったときは、すぐにゆるめる呼吸」というフレーズを、常に頭の隅に置いておいてください。

肩や腰の痛みを呼吸で回避

「ゆるめる呼吸」は、緊張感を緩和する以外にも、体にもやさしい効果を与えてくれます。

ずっと同じ姿勢で座っているデスクワークだと、腰や肩を痛めてしまうものです。そんなときにも、「ゆるめる呼吸」は、おおいに力を発揮します。

パソコンを使っているとき、あるいは伝票などを手書きしているとき、**デスクワーク中は、たいてい目線が下になって「俯き」加減**になっています。胸とおなかが圧迫されて、呼吸がしづらくなっている状態です。

第1章でもお伝えしたとおり、呼吸には「外呼吸」と「内呼吸」の2つの呼吸があります。外呼吸は、外から空気を取り入れて、肺を通じて体内へ酸素を送り込み、二酸化炭素を排出する呼吸です。内呼吸は、体の中にある細胞の1つひとつが、血液に乗って届けられた酸素を取り込み、二酸化炭素を渡す呼吸です。

胸とおなかが圧迫されていると、まず外呼吸がしづらくなります。

外呼吸がしっかりできていないと、**内呼吸もうまく行なえず、体の細胞1つひとつが酸素欠乏状態**になってしまいます。

体の細胞1つひとつが酸欠状態になり、水面近くにいる金魚のように口をパクパクさせながら、苦しんでいるのを想像してみてください。

ずっと同じ姿勢で座っているから、肩や腰などの筋肉に負担がかかり続けて、やがて痛みが出てくるのも事実ですが、内呼吸がしっかり行なわれていないため、疲労が蓄積されてしまい、その痛みが取れづらいという因果関係もあります。

デスクワークをしているとき、リラックスするために、こまめに体を動かしたり、お茶をくみに行ったり、トイレに行く人も多いでしょう。

そのタイミングで、伸びの姿勢をして、肩や腰の筋肉を伸ばしてやることももちろん大切ですが、あわせて「ゆるめる呼吸」もしてみてください。

「ゆるめる呼吸」を2、3回すれば、内呼吸もしっかり行なわれて、筋肉の疲労回復も早くなりますし、痛みが発症しづらくなります。

諸説ありますが、人間の体は30兆〜60兆個の細胞から構成されていると言われています。それらの細胞をイキイキと生かして生活するのか、それとも、酸素を与えずに苦しませて、その訴えを「痛み」という形で受け取るのか、それはあなたの息づかい次第です。

息づかいひとつで、細胞の1つひとつがあなたのために一生懸命に働いてくれるのであれば、「ゆるめる呼吸」など、本書でお伝えする呼吸法を通じて、深い呼吸を日々の生活に取り入れる価値は十分にあるでしょう。

この本を読んでいる今も、前かがみになっているかもしれません。さっそく「ゆるめる呼吸」をやって、自分の体、細胞に酸素を送り込んで、いたわってあげてください。

体験談

会議の前にみんなでやれば、「場がゆるむ」
（飲食関係・古川直子さん）


職場で、あるイベント開催について話し合っていたときのことです。かなり難しい事案があり、その場は暗い雰囲気に包まれていました。

「え〜、そんな面倒なことを誰がするの、それでなくても忙しいのに……」と、私も含めて、スタッフ全員がそう思っていたようです。

その後に出てくる意見は、できない理由ばかりで、埒があかなくなってきました。話し合いがまったく進まなくなったので、休憩をはさむことになり、私は思わず大きなため息をついてしまいました。

そのときやっと、「ここでこそ、『ゆるめる呼吸』でしょ！」と思い至り、力を入れて肩を持ち上げながら息を吸い込み、次の瞬間一気に脱力しながら「はぁ〜」と息を吐き出したのです。もう一度繰り返すと、何人かが同じように、大きく息を吐き出したのです。

そこで「おっさん声を出しながらだと、頭も気持ちももっとゆるまるよ」と言って低い声で「あーっ」とやって見せました。みんなおもしろがって、やってみてくれたのです。

さて、話し合いが再開されると、今度はずいぶん前向きな意見が出て、「イベントに参加してくださる方々に喜んでいただくために、ちょっとがんばってみよう」ということになったのです。

「ゆるめる呼吸」が役に立ったのかと思うと、とてもうれしく感じました。

第3章

数えて呼吸するだけで、集中力が高まる
――「数える呼吸」

「まわりに振り回される人生」から卒業するために

1日の生活の中で「自分らしい呼吸」をしている時間がどれだけあるでしょうか？
目覚まし時計に叩き起こされて、朝から時間との戦いが始まります。焦った息づかいとなり、満員電車に詰め込まれて、息が詰まる環境を強いられます。仕事が始まれば、上司からの叱責《しっせき》、部下からの突き上げ、お客様からの無理難題と息苦しい時間の連続。ホッと一息つくはずの休憩時間も、スマホをポチポチいじっていると、ゲームやネットの情報にあおられて、一息どころか興奮状態のまま過ごしてしまう……。

自分の息づかいをまわりの「環境」や「誰か」に支配されています。

激しい運動をしているわけでもなく、体は安静に過ごしているはずなのに、息づかいが浅かったり、穏やかでないときは、心がまわりに振り回されている状態になっています。

それは、自分の人生を歩んでいるはずなのに、いつも誰かに心を乱され、頭の中を支配されているとも言えます。

心の状態が息づかいに現われますが、息づかいを変えれば、心の状態を変えることができます。**そして、息づかいは、自分の呼吸の仕方を意識すれば、簡単に変えることができます。**

禅僧の呼吸法「数息観」

禅の修行で「数息観《すそくかん》」と呼ばれる、心を穏やかにさせる精神修養の方法があります。

数息観とは、文字どおり**「息を数えて心を観る」**ために行ないます。

やり方はとてもシンプルです。**自分の呼吸の数を数えるだけ**です。

呼吸は吐くところからスタートして、ゆっくり吐いて吸っての1サイクルで「1回」とカウントします。

1回、2回と数えていくと、10回に達する頃にはずいぶん心も穏やかになっています。

逆に、誰かに心を強く支配されているとき、つまり、腹が立つことがあって怒りで頭の中がいっぱいだったり、不安や後悔していることを何度も考えているときには、すぐに気が散ってしまって、自分の呼吸を10回数えることも難しくなります。

禅の修行をしている僧は、お寺などの静寂な環境で、坐禅を組んで「半眼」と呼ばれる薄目を開けた状態で行ないます。

私たちは、禅僧のように、日常生活で静寂な環境を持ったり、坐禅を組んだり、半眼の状態を維持したりするのは、なかなか難しいものです。

そんな私たちでも、誰でも簡単にできる集中力を高める呼吸法が、この章でお伝えする「数える呼吸」です。

強靭でしなやかな心になる「数える呼吸」

数える呼吸は、心を鍛えるトレーニングに最適な呼吸法です。

スポーツジムでダンベルを使って筋肉を鍛える、いわゆる「筋トレ」をすると強靭《きょうじん》でしなやかな肉体をつくることができます。筋トレをすれば、重いものを持ち上げることができるようになったり、疲れづらくなるという効果があるでしょう。

それと同じく、**「数える呼吸」を通じて「心の筋トレ」をすれば、自分の意志で何かをやり遂げたり、誘惑に振り回されなくなったり、多少のストレスでは折れない心をつくることができます。**

「数える呼吸」でやることは、呼吸の回数を数えることだけなのですが、**大切なポイント**があります。

それは、**「できるだけ余計なことを考えない」**ということです。ただひたすら呼吸の回数を数えることに意識を集中します。

「なんだ、そんなこと簡単だよ」と思う人もいるかもしれませんが、実際にやってみると、これが結構大変だということがわかるはずです。

たった2〜3分の間ですが、いろんなことが頭に浮かんでくることでしょう。

「あのメールの返信をしないと……」

「あの仕事の期限はいつだったっけ？」

「今日のランチは何にしようかな」

などなど、いわゆる想念や雑念がいろいろ頭に浮かんできて、呼吸の回数を数えることに意識を向けるのを邪魔するはずです。

想念が浮かんできてしまうことは仕方ありません。ただし、このとき浮かんできたら、そのままそれについて考え続けるのではなく、「受け流す」ようにします。

たとえば「メールの返信をしないと」と頭に浮かんだとしたら、どんな文にしようかと考え続けるのではなく、**「それはいったん横に置いて、呼吸の回数を数えることに意識を向けよう」**と意識を戻してください。

筋トレは、重いものを持ち上げたり下ろしたりすることで筋肉を鍛えることができますが、数える呼吸では、**頭に浮かぶ想念を、浮かんだら受け流す、浮かんだら受け流す、を繰り返す**ことで、心の筋肉を鍛えることができます。

自制心や集中力を鍛える

数える呼吸を毎日繰り返すと、自制心や集中力を鍛えることができます。

たとえば、仕事中に調べものでパソコンを使っているとき、インターネットでおもしろそうなページを見つけてしまい、ついついネットサーフィンをしてしまった経験はありませんか？　ちょっとだけのつもりが、気がつくと何十分も経っていたり、やめどきが見つからなかったり……。

日々数える呼吸を繰り返して、**想念を受け流すトレーニング**をしていると、たとえおもしろそうなページを見つけたとしても、「今はそれを横に置いて、目の前の仕事に集中しよう」と自制して意識を切り替えやすくなります。

誘惑に対して強くなるのはもちろん、誰かに頭の中を支配されることも少なくなります。

「数える呼吸」で「忙しい」がなくなる

「数える呼吸」は、自制心や集中力を鍛えるのに最適なのですが、もう少し具体的なメリットをお伝えします。

いつも「忙しい、忙しい」と感じている人、あるいは、それが口癖になっている人に、効果てきめんです。

たった1日数分でも「数える呼吸」で雑念や想念を受け流す心のトレーニングを毎日続けていると、だんだん日々の生活の中から「忙しさ」がなくなっていきます。

①やることが少なくなる

今まで「なんとなく手をつけていたこと」「とりあえずやっていたこと」など、あとから考えれば別にやらなくても困らなかったけれど、そのときはやらないと落ち着かなかったことをサラッと受け流せるようになります。

不要不急のメール返信とか、義理のお返しとか、ネットや雑誌などの情報にあおられてやっていたことなど、「今はそれをやらなくて大丈夫」と思えれば、受け流しても心は穏やかなままでいることができます。

数える呼吸で受け流す心のトレーニングをしておくと、日常の中であれもこれもと「あたふたする」という場面が少なくなります。

②作業が早くなる

何か作業をするときは「初動」が一番エネルギーと時間を使います。

作業の途中で集中力がとぎれたり、雑事が間に入ったりすると、再びそれに取りかかるには、また「初動」のエネルギーを費やす必要があります。

数える呼吸で集中力や自制心を鍛えることで、雑事に心が振り回されなくなり、1つの作業に長く集中して取り組めるようになります。

1つの作業を早く終わらせられるようになると、自信もついて心理的負担も軽くなり、次に同じことに取り組むときに軽い気持ちで取りかかることができるようになります。つまり、次回の「初動」のエネルギーを減らす効果もあります。

③「忙しい」と感じなくなる

そもそも、「忙しい」とはどういう状態なのでしょう?

やることが多くある人が、忙しそうにあたふたしているかというと、そんなことはありません。

まわりから見れば、たいしたことをやっていないように見えても、本人はいつも「忙しい、忙しい」と言っている場合もあります。

「忙しい」とは、今、目の前にあること以外のことを考えている心の状態です。

今、目の前にやることがあるのに、「このあと、あれもやらなきゃ、これもやらなきゃ」と心が未来にとらわれています。

数える呼吸で、受け流すトレーニングをして集中力を鍛えると、今、考えなくてもいい未来のことは受け流せるようになり、今、目の前にあることに集中できます。

そうすると、おのずと心の中から「忙しい」が消えていきます。

「忙しい」という字は「心を亡くす」と書きますが、たった1日数分でも毎日「数える呼吸」を続けることで、心を亡くさずに穏やかな日常を送ることができるようになります。

「忙しくて呼吸法を行なうヒマなんてない！」と言う人ほど、数える呼吸を試してみてください。

「数える呼吸」のやり方

では、「数える呼吸」のやり方について解説していきます。大人から子どもまで老若男女を問わず誰でも簡単に取り組むことができます。

まず姿勢ですが、**座った状態でも、立った状態でもかまいません**。

座る場合、できる人は坐禅を組んだり、正座をしてもいいですが、私が教室でお伝えするときは、イスに座っていただいています。継続して取り組むことで成果が出るので、最初から無理をしないようにしてください。

背筋は、前かがみになったり、後ろにもたれたりしないように、上半身が腰にきちんと乗っている状態にしてください。

背筋をピンと伸ばしすぎて胸を張ってしまうと、呼吸がしづらくなったり、腰を痛めてしまうことがあるので、胸は張らないようにしてください。

座っているときは、手のひらを上向けにして、膝の上に置きます。立っているときは、手のひらを前に向けましょう。

目は開けて一点を見ます。

呼吸は、**吐くところからスタート**します。

ゆっくりと息を吐いて、**十分に吐き切ったら2、3秒だけ息を止めます**。

その状態から、力をふっと抜いてやると自然と息が入ってきます。

無理に吸わないようにしてください。自然に入ってくる分だけで結構です。

息を吐くときは、口からでも、鼻からでもかまいません。

ただし、**息を吸うときはできるだけ「鼻から」**にしましょう。口から息を吸うと、空気が乾燥している時期などは喉を痛める恐れがあります。花粉症などで鼻がつらいときには、口から吸ってもかまいません。

「数える呼吸」3つのポイント

準備ができたら、次の3つのことを頭に置いて始めましょう。

1つ目は、息は吐くところからスタートして、毎回きちんと吐き切ること。
2つ目は、できるだけゆっくり細く長く息を吐くこと。
3つ目は、呼吸の回数を数えることに意識を向けること。

よろしいでしょうか。

もし途中で、他のことに意識を取られてしまって、回数がわからなくなってしまったら、リセットしてゼロに戻さなくても、わかるところまで戻っていただければ大丈夫です。

最初は想念がたくさん頭に浮かんでくると思います。教室に来られるみなさんも同様です。「それが普通」ですので、安心してください。

最初は10回ぐらいからスタートして、慣れてきたら毎回5分、あるいは10分と時間を増やしてみてください。

初心者が10回する場合、個人差はありますが、だいたい2、3分で終わります。

リラックスできる「手のひら」の向き

数える呼吸をするときに「手のやり場に困る」と言う人がいます。呼吸の回数を数えるだけなので、文字どおりの手持ち無沙汰《ぶさた》になってしまうからです。

座っている場合、手のひらは上に向けて膝の上に置きます。

「手のひらを膝の上に置きましょう」と言うと、手のひらを下にして、太ももをガッシリつかむような置き方をする人がいます。特に男性に多いようです。これは打ち合わせのときなどに、前のめりになって話を聞く姿勢です。

そうすると、背筋が曲がって、肘《ひじ》が張り、肩にグッと力が入ってしまいます。リラックスできませんので、**手のひらは必ず上に向けます**。

今読んでいるこの本を置いて、手のひらを膝の上に置いてみてください。手のひらを下にしたときと、上にしたときを比べてみてください。

手のひらを上にするだけで、腕で体を支えられなくなって、肩に力が入らないですよね。

また、手のひらを下にすると、腹部や胸部が圧迫されている感覚になりますが、**手のひらを上にすると、腹部がラクになって、胸部が前に開く感覚がある**でしょう。

手のひらの上下を変えるだけで、呼吸のしやすさがずいぶんと変わります。

お寺などにある仏像を思い出してください。座っている仏像で手のひらを下にしている姿はまずありません。多くは手のひらを上に向けています。それが、リラックスできる自然の姿勢だからです。

両手の指は組んでも結構ですし、両手を離して開いている状態でも結構です。ただ、

集中力・自制心を高める

「数える呼吸」のやり方

①背筋は、腰に上半身がきちんと乗っている状態にする。

②手のひらを（座っているときは）上向き、（立っているときは）前に向ける。

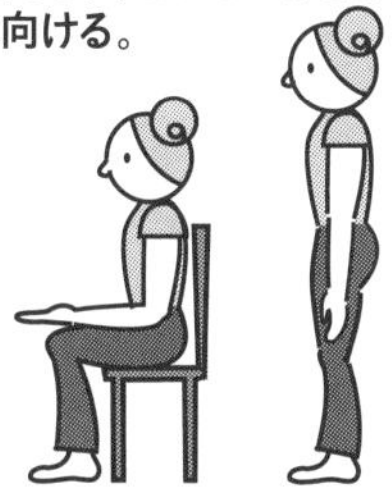

③目を開けて1点を見て、息を吐くところからスタート。

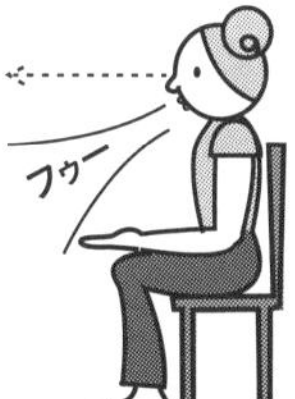

④ゆっくり息を吐いて、十分吐ききったら2、3秒だけ息を止める。

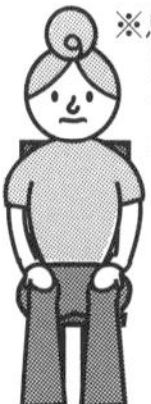

※息を吐くときは、口からでも、鼻からでもOK。

⑤力をふっと抜いて、自然と入ってくる息を鼻から吸う。③〜⑤を10回繰り返す。

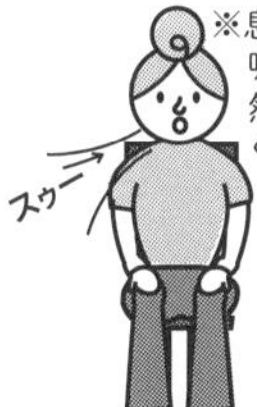

※息は無理に吸わず、自然に入ってくる分だけ。

POINT

- 息は1回1回吐き切る。
- 細く長い息をする。
- できるだけ余計なことを考えず、呼吸の回数（10回）を数えることに集中する。
- 行なっている最中に雑念が浮かんできたら、いったん横に置いて受け流す。
- 意識して息を吸おうとしない。

こんなときにおすすめ

- 勉強や仕事に集中したいとき
- ついついネットサーフィンしたり、誘惑に負けそうなとき
- ダイエットを成功させたいとき
- 心の健康状態を診たいとき

ギュッと拳を握りしめないようにしてください。

同じ理由で、**立って数える呼吸をする場合**も、いわゆる「気をつけ」の姿勢で手のひらを太ももの横にくっつけるのではなく、手のひらは前に向けてみてください。

立っている状態でも、手のひらを前に向けるだけで、肩の力が抜けます。すると、腹部がラクになって、胸部が前に開き、深い呼吸がしやすくなります。

会社の面接や病院の診察の順番待ちなどで座っているとき、手のひらを下にして前かがみになってしまうと緊張感が増しますが、手のひらを上にして、数える呼吸をすれば、心は穏やかになります。ぜひ試してみてください。

雑念を「浮かばせない」ではなく、「受け流す」

数える呼吸の大切なポイントとして、「できるだけ余計なことを考えない」ということをお伝えしました。想念や雑念をできるだけ頭に浮かべないようにするということとです。

衝撃的な出来事を目の当たりにしたときに「頭が真っ白になった」と表現することがありますが、逆に言えば、人はよっぽどのことがない限り、常に何かを考え続けています。

心をリラックスさせるために、本来であれば頭を空っぽにできれば一番いいのですが、まったく何も考えない状態というのはできません。

だから、「他のことは忘れて、ただ呼吸の回数を数えることに意識を向ける」わけです。

「でも、ついつい雑念が浮かんでくるんですが、どうしたらいいでしょうか？」

という質問をいただくことがあります。

たった数分のことですが、呼吸の回数を数えることに意識を向ければ、雑念や想念をすべて消すことができるかというと、おそらく常人には無理でしょう。正直言って、私にもそんなことはできません。

先にお伝えした禅の修行「数息観」では、坐禅を組んだ状態で、数える呼吸と同じく呼吸の回数を数えていくわけですが、修行によっては特別のルールがあります。

たとえば、「呼吸の回数を数えていて、もし他の雑念や想念が浮かんできたら、数をゼロにリセットする。10まで数えられたら終了」というものです。

何十年と修行を積んだ僧侶でさえ、そのルールで10まで達することはまずないと言われています。僧侶ですら難しいのに、ましてや我々一般人が想念や雑念なしで続けることなど、まず無理だと考えてもいいでしょう。

大切なことは**「想念を浮かばせない」ことではなく、「浮かんだ想念を受け流す」**ことです。

数える呼吸をやっているときに「おなかが空いたな」と頭に浮かぶのは仕方ありません。そう浮かんできたら、「でも、それは横に置いて、今は呼吸の回数を数えよう」と受け流して意識を戻します。

「今日のランチは何にしようかな？　昨日はそばだったし」と考え続けるのはＮＧで

す。

この「浮かんだ想念を受け流す」ことが心の筋トレとなり、自分を振り回そうとする人やさまざまな誘惑を受け流せる「とらわれない心」を育むことができます。

数える呼吸をしているときに想念や雑念が浮かぶことは、それだけ「心の筋トレのチャンスがある」と考えて取り組んでみてください。

意識して息を吸おうとしない

「数える呼吸法」は、必ず「息を吐く」ところからスタートします。

そして、息を吐き切って、少し止めてから、力をゆるめます。力をゆるめると、息を吸おうとしなくても、勝手に息が体に入ってきます。

ここで大切なポイントは、「息を吸おうとしないこと」です。

息を止めるので、少し苦しいかもしれませんが、だからといって、その反動で思いっきり息を吸い込まないようにしてください。

意識して息を吸おうとすると、肩に力が入って胸が膨らみます。すると、胸でする呼吸「胸式呼吸」になってしまいます。

先にもお伝えしましたが、胸式呼吸だと、息をたくさん吸ったつもりでも、肺の膨らみが肋骨に阻まれるので、深い呼吸ができません。

さらに胸式呼吸は、交感神経を刺激するので、緊張感や興奮が高まり、リラックスできなくなってしまいます。その結果、雑念や想念も浮かびやすくなり、受け流しづらくなります。

傍目から見ても、息を吸うことに意識が向いている人は、そうでない人に比べて「息が荒く」感じます。

しっかりと息をフゥーッと吐き切っていれば、少し止めたあとに力をゆるめるだけで十分に息が入ってきます。強引に息を吸い込むよりも、自然に入ってきた息のほうが全身の隅々まで酸素が行き渡る実感が得られます。

力を入れて吸わなければいけないという人は、きちんと息が吐き切れていないケースがほとんどです。

息を吸うことは自然に任せて、しっかりと「吐き切る」ことに意識を向けるようにしてみてください。

人間関係でも「私が私が」「クレクレ」と欲張る人はあまり多くを得られませんが、まわりの人に自ら多くを与える人はおのずと多くを得られますよね。

それと一緒で、息を吸おう吸おうとするとあまり深い呼吸はできませんが、まずしっかり吐き切ると、おのずと多くの息を吸うことができます。

自ら出せる人、与える人になるための一歩として、まずは息を吐き切ることから意識して取り組んでみてください。

「腹式呼吸」は、意識しなくていい

呼吸法に限らず、多くの健康法で「腹式呼吸をすることが大切」と書かれています。本書でもこれまで「腹式呼吸」という言葉が何度か登場しました。

しかし、「腹式呼吸をしましょう」と言うと、**「私は腹式呼吸が苦手です」**と応える人がいます。中には「私は腹式呼吸ができないので、呼吸法は無理です」なんて言われる方もいます。一般的に、男性よりも女性に多いようです。

せっかく手軽にできる呼吸法なのに「腹式呼吸が苦手」という理由で、挫折してしまうのは、とてももったいないことです。

基本的に、人間は、他の動物に比べて「腹式呼吸が苦手」です。四足歩行をしている動物に比べて、直立して二本足で歩いている人間は、臓器の圧力がおなかにかかりやすいからです。

また、男性よりも女性のほうが、腹式呼吸が苦手なのにも理由があります。女性には子宮が下腹部にあるので、その分だけおなかを使った呼吸はしづらくなって当然です。

しかし、誰でも「腹式呼吸」はできます。その方法とコツを知らないだけです。

「誰でもできる腹式呼吸」のやり方

「誰でもできる腹式呼吸」のやり方は、次のとおりです。

◎壁に向かって50㎝ぐらい離れて立ってみてください。
◎両方の手のひらを壁について、突っ張ってみてください。

これだけです。

この状態で息をすると、おなかが動いているのを実感しますよね。両手をつくと胸部がロックされるので、自然と腹式呼吸になります。

せっかくなので、もう1つ「誰でもできる腹式呼吸」を紹介します。

片手を胸に、もう片方の手をおなかにあててください。

そのまま息をすると、胸が動くという人もいれば、おなかが動くという人もいるでしょう。

それでは、**「90度の深いお辞儀」**をしてください。

この状態で息をすると、おなかだけが動いているのを感じられます。

実際にやるとわかりますが、**腹式呼吸ができない人はいません**。

そして、もっと簡単に腹式呼吸をする方法があります。

それは、呼吸をするとき、**息を吐くところからスタートして、吐き切って、力をゆるめて吸う**ことです。

息を吐くところからスタートすると、おなかが凹んでいくのを感じられるはずです。

つまり、「数える呼吸」のやり方をするだけで、おのずと腹式呼吸になるのです。

学生時代の部活や新入社員研修などで、「もっと腹から声を出しなさい！」とか、「腹式呼吸をしなさい」と怒られてしまい、それ以来、「私は腹式呼吸ができないんだ」と思い込んでいる人は、案外多くいます。

得意な人が腹式呼吸を意識してするのは、もちろんＯＫです。しかし、不得意だと思っている人、できないと思っている人は、むしろ最初は**「腹式呼吸をしなきゃ」なんて考えなくて結構です**。「数える呼吸」を日々実践すれば、それができるようになります。

ムダなネットサーフィンが減る呼吸

「数える呼吸」をすると、「心の筋トレ」を通じて**自制心や集中力が鍛えられる**とお伝えしました。

ここからは、日常生活でどんな成果があるのか、もう少し具体的に解説します。

まず、私の講座に来られる方で多いのが、「ネットサーフィンの時間が少なくなった」というものです。

インターネットのホームページを見ると、おもしろそうなリンクや注意をひくバナー広告がたくさんあります。

たとえば、仕事中でネットを使って調べものをしているとき、気がつくと、本来の目的とは違うページを見ていた経験はないでしょうか？　あるいは、休憩時間に「ちょっとだけ」のつもりでネットを見始めたのに、いつの間にか長時間経っていたことはないでしょうか？　そのときは夢中でも、あとから振り返ると「ああ時間を無駄にしたな……」と後悔してしまうものです。

「数える呼吸」をすると、そういった**時間の無駄遣いを減らすことができます**。

「数える呼吸」は、頭に浮かんだ雑念や想念を受け流し、意識を呼吸の数を数えることに戻すトレーニングです。

これを毎日数分でも続けていると、日常生活でも「受け流す」ことがたやすくなります。

たとえば、ネットを使って調べものをしているときを想像してみてください。本来の目的とは関係ない興味をひくおもしろそうなリンクがあった場合、今までだったら何も考えずにクリックしていたところを、「それはまた今度にして、本来の目的に意識を戻そう」とすることができるようになります。

特に**あれこれと興味が分散しやすい人、1つのことに長時間取り組むことが苦手な人には成果を実感しやすい**でしょう。

インターネットをはじめとしたＩＴの世界は、日進月歩で進化しています。おかげで生活が便利になった反面、言葉は悪いかもしれませんが、受け手の時間やお金を奪う技術も進化しています。

仲間同士のチャットや購買意欲をあおる広告など、気がついたら、スマホやパソコンに振り回されていたということもあるでしょう。

「コンピュータに使われる人」になるのではなく「コンピュータを使う人」になる上でも、ぜひ数える呼吸を試してみてください。

ダイエットの効果は、呼吸で決まる

「数える呼吸」は、ダイエットに生かすこともできます。

他でもない私自身が**86kgから63kgまで体重を落とすことに成功**しました。23kg痩《や》せたおかげで、スーツを含めて、それまで持っていた衣類をすべて捨てることになりましたが、体のコンディションはとても良くなりました。健康診断でも良くなった数値は多くありますが、悪くなった数値は1つもありません。

私がどんな取り組みをしたのか？

毎朝1回だけ、数分間の「数える呼吸」をしただけです。

1日何回も取り組んだり、あるいは、何時間も連続して「数える呼吸」をしたわけではありません。

以前の私は過食気味でした。少しでも空腹感があると、無意識のうちに冷蔵庫や戸棚を開けて食べものを探し、ポイポイと口に放り込んでいました。

しかし、「数える呼吸」をするようになってから、**空腹を感じても「それは受け流して、目の前のことに意識を戻そう」**と自分をコントロールすることができるようになりました。

自制心が鍛えられ、「無意識のうちにつまみ食いをする」ことがなくなって、結果的に体重がスルスルと落ちていきました。先にお伝えした「ムダなネットサーフィンが減る」のと同じ原理です。

以前の私もそうでしたが、どんなダイエットをしてもあまり成果が出なかったり、すぐリバウンドしてしまう人は、結局のところ「自制心」不足が大きく関係しています。

「数える呼吸」をすれば「食欲」を抑えられるかというと、そんなことはありません。

しかし、**「空腹感」は抑えることができます。**

本来「食欲」と「空腹感」は別のものです。食欲とは、人間の生理的な欲求です。ですから、食欲を抑圧したり、無視するようなことをすると、体に変調をきたしたり、必ず反動が来たりします。

しかし「空腹感」は、食欲だけでなく、人が頭でつくり出した、いわば幻想もあります。

十分におなかがいっぱいのはずなのに、口寂しくてさらに食べてしまったり、テレビの料理番組を観たり、雑誌のグルメ特集を読んでいて急におなかがすいてきたり……。それらは、食欲ではなく「空腹感」です。

お店には期間限定の商品が並んでいたり、旅行に行くと、ご当地限定の食べものがあります。「ああ、今すぐこれ食べないと！」と空腹感を刺激されることもあるでしょう。

数える呼吸を1日数分でも、毎日続けていればそういった「空腹感」に振り回されることがなくなります。

何度もダイエットを繰り返している人は、「数える呼吸」を毎日の習慣にして、次こそは「人生最後のダイエット」にしませんか。

人生の中の「とりあえず」を減らせる

「数える呼吸」を続けて、自制心や集中力が向上すると、**日常生活の中で「とりあえず」が減っていきます**。

たとえば、手をつけた仕事がだんだんとややこしくなって、今までだったら「とりあえず、あとで考えよう」とあと回ししてしまうような場面でも、「いや、きちんとやり切って終わろう！」と意識を戻すことができます。

使ったものを元に戻すような場面でも、今までだったら面倒になって「とりあえず、その辺に置いておこう」と放り出していたものでも、「いや、元に戻してきちんと片付けよう！」とひと手間を惜しまなくなります。

日常生活の中で、本当は「やればいい」と思っているのに、わかっていても「なかなかできないこと」はあるものです。

自制心、つまり、**自分をコントロールする力が身につくと、「やればいい」とわかっていることに取り組みやすくなります**。そして、日常生活の中で「とりあえず」と中途半端で終わらせていたことを、「やりきる！」ように自分を変えることができます。

私自身が「数える呼吸」を毎朝続けていく中での成果の1つに**「部屋が片付いた」**というものがあります。

以前は、書斎という名の「荷物が山積みになっている物置のような部屋」で仕事をしていました。いらないものがあればすぐに処分すれば良かったのですが、いつか使うかもしれないという理由で、いるかいらないかの判断をあと回しにしていたのです。

つまり、「とりあえず」置いてあるものばかりでした。

「数える呼吸」で自制心が鍛えられたおかげで、部屋にものを入れるとき、いるものなのか、それともいらないものなのか、その場ですぐに判断ができるようになりました。いらないと判断したものは、部屋に入れずにすぐ処分しました。

そうすると、すでに部屋に置いてあったものも、実はいらないものが多かったことに気づき、どんどん処分していきました。

結果的に、今まで物置のような荷物が山積みで圧迫感のあった部屋が、机とイスと小さな棚だけのさっぱりとした解放感のある空間に生まれ変わりました。

このような成果は私だけなのかと思っていたのですが、呼吸法を指導する中で受講生のみなさんの中にも、「数える呼吸を続けていたら、なぜか部屋が片付いてしまいました。なぜなのでしょう?」と言う人が多くいます。「自分をコントロールする力がついた証拠ですよ」と言うと、みなさん「なるほど」と納得していきます。

部屋の片付けにかかわらず、仕事やプライベートなど日常生活の中で「とりあえず」が多い人は、ぜひ「数える呼吸」で「自分をコントロールする力」を身につけてください。

「心の健康診断」ができる

私は、毎朝ほぼ決まった時間に10分間の「数える呼吸」をしています。

同じ10分間のはずなのですが、日によってあっという間に終わることもあれば、ずいぶん長く感じることもあります。

あっという間に終わるときは、ただひたすら呼吸の回数を数えることに集中しているときです。雑念や想念がほとんど浮かんできません。

たいてい睡眠も十分に取れていて、気に病むことも少なく、心のコンディションが絶好調のときです。

逆に**長く感じるとき**は、雑念や想念が何度も浮かんできます。浮かぶたびに受け流して……を何度も繰り返すことになります。

こうしたときは、睡眠不足だったり、気がかりなことがあったりして、心のコンディションが不調の場合です。

「数える呼吸」をしたときに、その時間を短く感じるか、長く感じるかが、私にとっての「心のバロメーター」になっています。

短く感じたときはそれでいいのですが、問題は長く感じたときです。

睡眠不足であれば早めに就寝すること、気がかりなことがあるならばその日のうちに片付けてしまうことを心がけています。

早めに気がついて手を打てるので、おかげで「心がひどく落ち込む」ことがなくなりました。

がんばっている自分のための呼吸

呼吸法をすれば、毎日ずっと絶好調で過ごせるかというと、残念ながらそんな魔法のようなことはありません。

日々の生活やいろんな人とのかかわり合いの中で、イヤなことも当然ありますし、気が重いと感じることだってあります。心や体が疲れを感じることだってもちろんあるわけです。

呼吸法でそれらがゼロになることはありませんが、私自身はずいぶんと少なくなったという実感があります。そして、**コンディションが悪いときには早めに気づいて、軽症のうちに手当することができる**ようになりました。

現代社会は、うつ病をはじめとする心の病で、つらい思いをされている人が多いと言います。

心が一度ポキッと折れてしまうと、回復するまでに何カ月も何年もかかります。

どんなにつらく、しんどい環境でも、最後に自分の心を折ってしまうのは、他でもない自分です。

大切な家族や職場の仲間のために気を配ることも、もちろん大切です。

「誰かのために」がんばっているあなただからこそ、1日数分でも「数える呼吸」で「自分のために」心の健康診断をしてみてください。

体験談

呼吸の回数を数えるだけで、継続力が身についた
（学習塾経営・大崎かおるさん）

「呼吸法で継続力がつく」

この言葉が目に飛び込み、どんな呼吸法なのか知りたくなって、ブレスプレゼントクラスに参加しました。

呼吸を意識するようになって、いろいろな気づきがありました。自分の気持ちが落ち着いているからか、身の回りの出来事が良い方向に向いていくこと。たとえ失敗しても、そこにはちゃんと学びがあることなどです。

何よりもうれしかったのは、毎朝、「ゆるめる呼吸」と「数える呼吸」をすることによって、やろうと決めたことを毎日続けてできるようになったことです。

玄関掃除、トイレ掃除、糠味噌、体操、呼吸法、日記、いろいろ続くと自分でもすごいと思います。

また、人の意見に左右されにくくなりました。

今までは人に勧められるとすぐに買ってしまったり、こうしたほうが良いと言われると、そちらに流されたりしましたが、今ではひと呼吸置いて、自分の頭で考えてから行動するようになりました。

そして、「あとでいいや」から「今やる」に変わり、仕事部屋がいつも片付いていて、いつお客様がいらしても大丈夫になったことには、自分でも満足しています。

塾で、子どもたちに英語を教えていますが、クラスの初めに「息を吸いながら肩をUP！　UP！　UP！　リラックスして息を吐いてDOWN！」と「ゆるめる呼吸」をすると、スッキリした気分で授業を始められます。

これからも、どんな気づきがあるか、楽しみです。

体験談

「数える呼吸」で穏やかに眠れるようになった
（研修講師・小山田薫さん）

私は70代の母と大学2年生の甥の3人で暮らしています。3人での生活は、8年目になりました。

その甥は、子どもの頃から寝付きが悪かったのですが、大学に入り、ますます寝付きが悪くなって、朝起きるのがつらい状態になっていました。

深い呼吸が自律神経を整えることは知っていたので、呼吸法をきちんと習って実践したいと思ったことが、呼吸法を学び始めたきっかけの1つでもあります。

ある晩、眠れずにバタンバタンと寝返りをうっては、大きなため息をついているのが聞こえてきたので、部屋へ行って、「ゆるめる呼吸」と「数える呼吸」を一緒にやりました。その日は、夕食のときから浅くて速い口呼吸をしていることが気になっていたのですが、「数える呼吸」を10回やると、明らかに落ち着いて、「眠れそう」と布団に入りました。

大学2年生で、元々かまわれるのを好まない子なので、あまり頻繁に一緒にやろうとは言いにくいのですが、イライラしているときや浅い呼吸をしているときには、「こないだの呼吸やってごらん」と声をかけています。

最初に教えてから2週間が過ぎ、効果を聞いてみると、「寝付けないときは時々やっていて、以前よりは寝付きが良くなった気がする」というので、ひと安心しました。

私自身が以前、自律神経のバランスを崩してつらい思いをしたことがあるので、甥が呼吸法で、少しでもラクになってくれるとうれしいです。

第4章

イヤな気持ちをリセットする技術

――「歩く呼吸」

イヤな気持ちを放置すると、なぜドンドン膨らむのか？

腹が立つことが頭に浮かんだり、不安が頭の中をグルグルと回って息が詰まりそうになったことは、誰でも経験があると思います。

「そんな後ろ向きなことばかり考えないで、明るく前向きなことを考えよう」そう思っても、なかなか気持ちが切り替えられないで、ネガティブな気持ちがドンドン膨らんでしまうものです。

本来、**怒りや不安は、人間の防衛本能として誰にでも備わっている感情**です。

怒りを奮い立たせることで、敵をやっつけることができますし、不安を感じるおかげで、将来の備えをすることができます。

外敵に囲まれて「明日、命を落とすかもしれない」という環境では、生き延びるために必要な感情でした。

だから、そのままにしておくと頭の中でドンドン膨らみ、自分の身を守ろうとするのは、至極当然のことなのです。

一方、現代社会における怒りや不安などの感情は、人間関係をギクシャクさせたり、仕事の生産性を落とすといった悪い影響を生み出すことが増えました。過剰なストレスが胃潰瘍やガンなどの症状になって現われることもあります。

人は現代社会に合わせて**「肉体機能が衰える」という進化をしましたが、それに伴った「心の進化」は、まだできていない**のです。

しかし、私たちは意識的に呼吸をコントロールすることで、心の状態もコントロールする術を持っています。

これまで何度かお伝えしているとおり、心の状態は必ず息づかいに現われ、逆に息づかいを変えれば、心の状態を変えることができます。

それでは、どのような呼吸をすればネガティブな気持ちがドンドン膨らむのを防ぐことができるのか？　気持ちを切り替えることができるのか？

この章では、**イヤな気持ちをリセットする、切り替えるための呼吸法「歩く呼吸」**について詳しく解説していきます。

「心ここにあらず」のメカニズムと防止策

デートしているときに仕事のことを考えてしまったり、仕事中にプライベートのことで気にかかることがあって、目の前のことから意識がそれて、別のことに頭を占領されてしまうことは、よくあることです。

1人でいるときならまだしも、誰かと一緒に過ごしているときに、意識が別のところに飛んでいってしまうと、相手にとっても、とても残念な時間になってしまいます。

デート中なら「この人は私といても楽しくないのかな？」「もう私のこと嫌いなのかな？」なんて、相手を心配させてしまいます。

忙しい日々の中で、「せっかく時間を取ってあげているんだから」と、こちらはサービスをしてあげているつもりでも、これでは逆効果です。

体だけ時間を取って「心ここにあらず」では、一緒に時間を過ごしているとは言えません。

恋人や家族のために時間を取るのであれば、体の時間だけではなく、心の時間もきちんと取りたいものです。

「心ここにあらず」「上の空」の主な原因は、「意識の切り替え」ができていないことにあります。

「意識の切り替え」ができるようになると、仕事のときには仕事のことに集中し、家庭にいるときは、仕事を忘れて家庭のことに集中できるようになります。体だけでなく、心も「今ここにいる」という状態になります。

この**「意識の切り替え」をうまくできる秘策**があります。

それが、「歩く呼吸」です。

「歩く呼吸」をマスターすれば、意識の切り替えができるようになるので、「心ここにあらず」という状態が減って人間関係も良くなるのはもちろん、イヤな気持ちを引きずることなく、目の前の仕事に集中できるようになります。

逆に、意識の切り替えが下手だと、仕事の能率が悪くなったり、プライベートの人間関係にも悪い影響を及ぼします。

「意識の切り替え」をうまくやる最大の切り札が「歩く呼吸」です。

通勤時間に歩きながらできる「歩く呼吸」

「歩く呼吸」とは、文字どおり、歩きながらする呼吸法です。

「呼吸すること」と「歩くこと」。この2つのことだけに意識を向けるだけで、それまで考えていたことを頭から消して、思考をリセットすることができます。

先にご紹介した「数える呼吸」は、浮かんできた想念（雑念）を受け流すことで自制心や集中力を鍛えるトレーニングでした。この「歩く呼吸」は、さらに「歩く」という動作が加わることで、より頭を空っぽにしやすくなります。「歩く呼吸」を実践することで、**気持ちの切り替えがスムーズにできる**ようになるでしょう。

たとえば、朝の通勤時に「歩く呼吸」を実践すると、「今日もしんどいな」「午前中の会議がイヤだな」というマイナスの気持ちを切り捨てて、フレッシュな気持ちで仕事に取りかかることができるようになります。

帰宅時に実践をすれば、頭の中の仕事モードをオフにして、リラックスして家庭に戻ることができます。

実践する場所は、**歩けるところであればどこでも大丈夫**です。**服装や靴も普段どおりの格好でOK**です。

通勤や買い物などで外出するとき、歩くついでにできるので、**わざわざ「歩く呼吸のための時間」を取る必要はありません**。

お坊さんも実践している呼吸法

「歩行禅《ほこうぜん》」という言葉をご存じでしょうか？

歩きながら座禅に近い効果が得られるのが「歩行禅」です。歩くことに意識を集中して、それ以外のことはできるだけ考えないようにします。頭をスッキリさせ、心を穏やかにする効果があります。

座りながら精神を統一し、心を穏やかにする修養が「座禅（坐禅）」です。最近は各地のお寺で座禅会が開催されて、一般の方でも参加できるので、人気があるようです。

座禅というと、「足を組んだ独特の座り方をして、足がしびれるのではないか」とか、「少しでも体を動かすと、大きな棒（警策《けいさく》）で背中を叩かれるのでは……」といった「厳しい修行」のイメージがありますよね。

私自身、過去に何度か座禅会に参加したことがありますが、座り方に慣れていない頃は、足の痛みがずっと気になったり、終わったあとに立ち上がれないほどに足がしびれたりした経験があります。

座禅会という特別な場に参加して、みんなと一緒に禅の世界を体感することも趣があってすばらしい体験ではありますが、わざわざ特別な時間をつくらずとも、**日常生活の中で禅の世界を簡単に感じられる。それが「歩行禅」です。**

歩行禅とは、歩きながらする座禅のようなものです。歩きながらできるのであれば、わざわざ特別な時間をつくらずとも普段の生活の中で歩く時間に取り入れることができます。

五感から入ってくる情景にとらわれない練習

歩行禅のやり方には諸説ありますが、そのうちの1つが「歩く呼吸」と同じく、自分の呼吸に意識を向ける方法です。

歩きながら取り組むので、いろんな情景が五感を通じて頭に入ってきます。

空の青さ、新緑のまぶしさ、風の気持ち良さ、雑踏の息苦しさ、街の息づかい……。

それらを「ただ感じる」のはかまいません。しかし、できるだけ呼吸に意識を向けて「考えない」ようにしてください。


「感じる」ことと「考える」ことは違います。


たとえば、青い空を見て「ああ、空がキレイだな」と感じるのはOKです。

しかし、「今週末、晴れたら海にでも行こうかな」と考えを広げるのはNGです。

これについて作家の五木寛之さんと僧侶の玄侑宗久さんの共著『息の発見』(平凡社)の中に、すばらしくわかりやすい言葉で書かれていました。

いわく、街中で美人とすれ違うとき「あ、美人がいる」と感じるのはOKですが、すれ違ったあとも振り返って目で追いかけるのはNGだというのです。女性でしたら、美人を「イケメン」に置き換えてもいいかもしれません。

それはさておき、呼吸と歩くリズムに意識を向けて、できるだけ「考えない」ことが1つのポイントになります。

「歩く呼吸」のやり方

では「歩く呼吸」のやり方をお伝えします。

呼吸の仕方は、基本的に「数える呼吸」と同じです。

息は必ず吐くところからスタートします。

できるだけ、ゆっくり、細く、長く吐いていきます。

息を吐き切ったら、少し止めます。

そして、**力をゆるめると、自然と息が入ってきます。**力を入れて吸い込まないように注意をします。

この**「吐いて・止めて・吸って」を歩きながら、繰り返して**いきましょう。

「数える呼吸」では、呼吸のサイクルを数えていきましたが、この「歩く呼吸」では

「歩数」を数えます。

たとえば「吐くときに8歩、止めるときに4歩、吸うときに4歩」というように、同じテンポを繰り返しながら歩き続けます。

このテンポは、**自分にとって取り組みやすいテンポでOK**です。特に決まりはありません。

これを通勤途中の歩いている時間、ずっとやるのではなく、だいたい50mぐらい、**電信柱2本分ぐらいの距離**で取り組んでみてください。

「歩く呼吸」をするとき、**目線は少し上**にしてください。

歩いているときは、思考がループ（繰り返し）しやすく、マイナスのこと考えていると、どんどん深みにはまってしまうことがあります。しかし、目線を少し上げて「歩く呼吸」をすることで、思考のループを断ち切ることができます。

ただし、目線を上げすぎて足元が危険にならないように注意しましょう。

はじめは、「三・三・七拍子」で歩いてみる

「歩く呼吸」は、「歩数」を数えながら行ないます。

たとえば、「吐くときに8歩、止めるときに4歩、吸うときに4歩」というように、同じ歩数のサイクルで「吐く・止める・吸う」を繰り返していきます。

この歩数には特に決まりはありませんが、受講生から「それぞれ何歩にすればいいですか？」という質問をいただきます。

初心者の方に私がおすすめしているのは、「三・三・七拍子」のテンポです。

応援のときなどに使う、あの「三・三・七拍子」です。

「チャッチャッチャッ・チャッチャッチャッ・チャッチャッチャッチャッチャッチャッチャッ・」

おそらく、わざわざ3拍、3拍、7拍と数えなくても、あなたの体にリズムが刻まれているかと思います。

このリズム、よく見ると間に「・」という休符が入っています。

つまり、休符も入れると、実質は4拍、4拍、8拍になります。

「吐いて・止めて・吸って」のサイクルでは、「吐いて」の時間が一番長くなります。

なので、「吐いて」を8拍、「止めて」を4拍、「吸って」を4拍とします。

「チャッチャッチャッチャッチャッチャッチャッチャッ・」までゆっくり細く長く吐きます。

「チャッチャッチャッチャッ・」まで息を止めます。

「チャッチャッチャッチャッ・」まで力をゆるめて息を吸います。

これを繰り返してください。

ちなみに、**心臓の拍動は2拍**です。イチニイチニと歩くのも2拍子ですよね。2拍子の倍数である4拍、あるいは8拍は体にとっても取りやすいリズムなのです。

実を言いますと、このリズムは、弊社の音大出身の女性スタッフが考えた方法です。

彼女いわく、何となく自分が応援されているような気がして、足どりが軽くなるとのこと。

私もこのリズムでやってみたところ、確かに応援されているようで元気が出てくるので「これはすばらしい」と実感しました。そして、みなさんへのおすすめとして正式に採用するに至ったという経緯があります。

自分を応援するのは、他でもない自分からです。**「自分への応援歌」**として「歩く呼吸」を実践してみてください。

「ちょっと苦しいぐらい」が、ちょうどいい

「歩く呼吸」をするとき、「苦しすぎてギブアップしました」と言う人がいます。

普段は歩きながら息を吐き切ることがあまりないと思います。だから、息を吐き切ろうとするあまり「苦しすぎる」状態になってしまうようです。

他のことを考えながらでもできるくらいラクラクでは意味がありませんが、**苦しすぎると逆効果**になります。

歩く呼吸は、「息をするのをガマンする訓練」ではありません。

特に男性は「苦しいほうが、もっと効果が出るんじゃないか」と息をするのをガマンして自分を追い込む傾向があります。

ガマンしすぎて息苦しくなると、交感神経、つまり、興奮させるスイッチがONになってしまい、逆効果になります。

「ちょっと苦しいぐらい」、つまり、**自分の呼吸に意識が向くぐらいがちょうどいい**方法です。

「歩きながらだんだん息が続かなくなってしまい、時々大きく息を吸わないともたない」というときは、苦しすぎる状態です。同じ歩数のリズムが続けられる程度にしてください。

先ほど「三・三・七拍子」のリズムを紹介しました。このリズムはあくまでも参考例ですので、もし自分にとって苦しければ、数を減らしてもOKです。逆にラクすぎれば、数を増やしてみてください。

呼吸に意識を向ければ、呼吸法の成果はしっかり得られますので、どうぞあなたが気持ち良く続けられるペースで実践をしてみてください。

呼吸法だけでなく、あらゆる運動や勉強などにも言えることですが、「続けるのがしんどくなった」というときは、本来の目的を思い出してください。

「歩く呼吸」の本来の目的は、息をするのをガマンすることではなく、「呼吸すること」と「歩くこと」に意識を向けて、思考をリセットすることです。

どうか本来の目的を念頭に置きつつ、「呼吸する」という手段が目的にならないように注意してください。

長い距離より、短い距離を繰り返す

余裕があれば、**距離を長くするのではなく、回数を増やす**ようにしてください。

たまに、「歩く呼吸をやっていると気持ちがいいので、30分の通勤時間中ずっとやってしまいました」と言う人がいますが、これはむしろNGです。

徒歩で30分の時間があれば、ずっと「歩く呼吸」をするのではなく、50mの距離で行なうことを何度か繰り返します。

個人差はありますが、**目安として30分間歩いても2、3回**です。何十回もひたすら繰り返すことはありません。

なぜなら、距離や回数を増やせば効果が高くなるかといえば、そういうものではないからです。

その代わり、この50mの間は**「考えることを捨てる」**のに集中をします。歩数と呼吸のリズムをカウントすることに意識を向けて、その後の仕事のことや家事のことなどは、頭に入れないようにします。

距離や回数を増やすと、本来の目的である「考えることを捨てる」のがだんだんと疎かになって、惰性で歩数と呼吸のリズムをカウントしがちになります。

電気のスイッチを切り替えるときに、ONとOFFを何度も繰り返さずに、1回だ

イヤな気持ちをリセットする

「歩く呼吸」のやり方

①目線は少し上にあげて歩く。

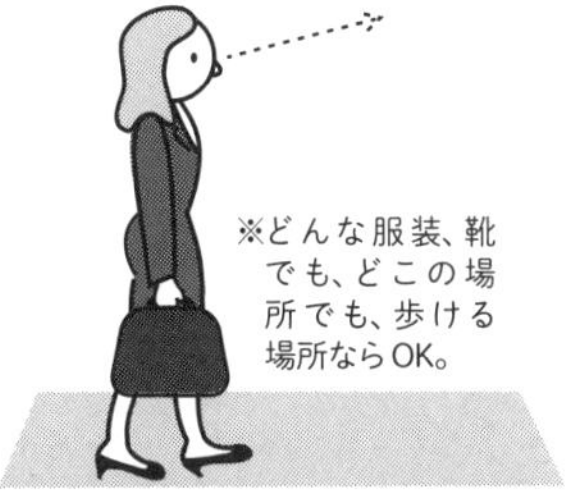
※どんな服装、靴でも、どこの場所でも、歩ける場所ならOK。

②歩きながら、息を吐くところからスタート。

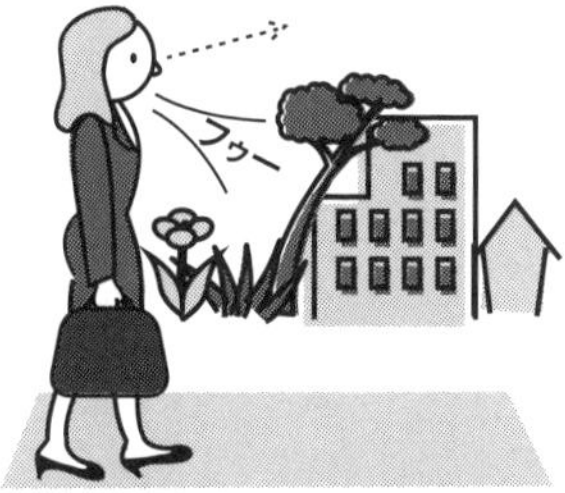

③ゆっくり息を吐いて、十分吐ききったら 2、3 秒だけ息を止める。

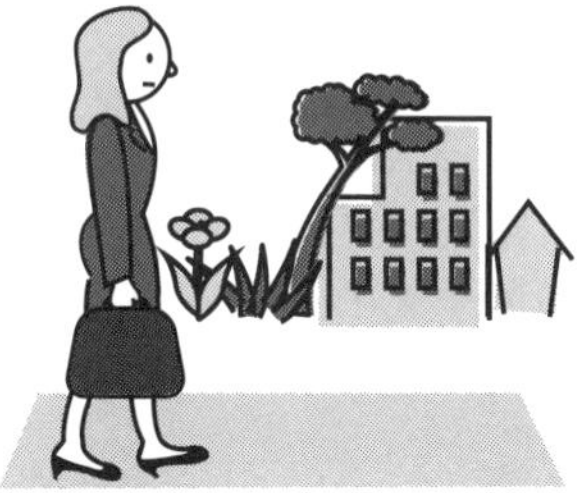

④力をふっと抜いて、自然と入ってくる息を鼻から吸う。歩数を数えながら、②～④を繰り返す。

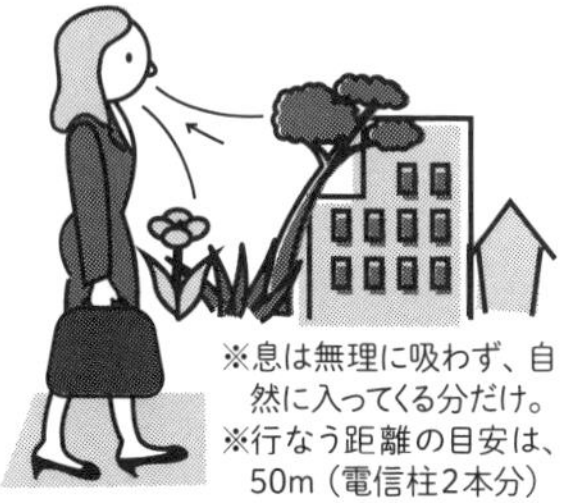
※息は無理に吸わず、自然に入ってくる分だけ。
※行なう距離の目安は、50m（電信柱2本分）

POINT

- 歩数のテンポは、「三・三・七拍子」がおすすめ。
- 行なっている最中に雑念が浮かんできたら、いったん横に置いて受け流す。
- 意識して息を吸おうとしない。
- 目線を上げすぎて、足元に注意。

こんなときにおすすめ

- イヤな気持ちをリセットしたいとき
- 考え事をやめて、リフレッシュしたいとき
- 通勤通学時の駅から家までの間

けパチンッとスイッチを押せば済みますよね。何度もガチャガチャスイッチを押すと壊れてしまう恐れがあります。

気持ちのスイッチを切り替えるのも同じです。何度も繰り返すのではなく、できれば1回で、1回で物足りなければ、2、3回で済ませたいところです。

出勤時に、仕事のスイッチを「ON」にする呼吸

朝、出勤のときに「歩く呼吸」をすると、気持ち良く1日をスタートできます。

出勤をするとき、仕事が憂鬱だったり、睡眠不足だったり、あるいは前夜のお酒が残っていたりして、足どりが重くなることはありませんか？　「特に休み明けの月曜日が……」と言う人もいるかもしれませんね。

そんな人は、ぜひ朝の「歩く呼吸」を実践して、気持ちを切り替えてみてください。「歩く呼吸」を実践して、**「何も考えず」「ただ感じる」時間をつくる**のです。今まで

コンビニの商品ぐらいでしか感じられなかった季節の変化を肌で感じるようになったり、道ばたに咲いているちょっとした草花や空の青さが「キレイだな」と感じたりすることができます。

実は、気持ちを切り替える上で「感じる」ことは、とても大切です。

人は、頭の中で「気持ちを切り替えよう」と何度考えても気持ちを切り替えることはできません。しかし、「感じる」ことで、すぐに気持ちは切り替わります。

同じ風景を見ていても頭の中が忙しいと、そこからは何も感じられません。

「歩く呼吸」をすると、何気ない通勤途中にも、さまざまな四季の変化や美しさに気づくことができます。ただ気忙しく面倒なだけだった通勤時間が、「かけがえのない贅沢《ぜいたく》な時間」に一変します。

出勤途中に「ああ、今日は風が気持ちいいな」と感じられたなら、その日は朝から本調子で仕事に取り組めるのではないでしょうか。

帰宅時に、仕事のスイッチを「OFF」にする呼吸

「歩く呼吸」は朝の出勤時だけではなく、仕事を終えたあとの帰宅時にも活用できます。

仕事が終わって家に帰るとき、「頭が仕事モード」のままで、抱えている問題やイヤな人間関係などを思い浮かべながら帰宅するのはとてもつらいものです。

安らげるはずの家庭にいるのに、夕食の団らんも上の空で、お風呂に入っても布団にもぐっても心は安らげません。多くの人はそれがイヤなので、まっすぐ家に帰らずに、赤提灯で一杯やることで「頭が仕事モード」をOFFにしてから家庭に戻っているわけです。

「歩く呼吸」をすれば、赤提灯に寄らずとも**「頭が仕事モード」をOFFにする**ことができます。思考がグルグルと繰り返されるのを断ち、気持ちのスイッチを切り替え

ることができます。

イヤなことや恨みつらみなども、頭から消すことができるので、歩いている間に何度もそれを考えて頭に刷り込まれるようなこともなくなるでしょう。

実際に、私の呼吸法講座に来られた男性で、「歩く呼吸」をすることで赤提灯に寄ることがなくなり、浮いたお金を「お店に行ったつもり預金」された人がいます。その「行ったつもり預金」で、数十万円のお金が貯まったそうです。彼のすばらしいところは、その金額のうち５％を森林植樹などへ寄付するようにした点です。

自分のためだけでなく**「誰かの役に立っている」**という視点が入ると、やりがいも生まれますし、継続しやすくなります。

もちろん、最初は「自分のため」からのスタートでＯＫです。「歩く呼吸」で、今夜はまっすぐ家に帰りませんか？

体験談

社員が生き生きと働く環境を提供できるように

（自動車販売会社経営・渡辺大輔さん）

私は、自分の経営者としての力量不足を補う１つとして、また５人家族の長として妻や息子たちに良い夫、父親に成長していくための１つの手段として、以前から興味があった呼吸法を体得したいと考えました。

自分の役割の１つとして、社員や家族に対し、適切な方向に導き、本人たちを納得して行動させることがあります。

これがなかなか難しく、つい感情的になってしまうことがありますが、「数える呼吸」をするようになってから、自分の心をまずフラットに落ち着かせてから言葉を発したり、行動を起こすようになりました。

それによって、社員や家族にどう伝えれば理解してもらえるのかを考えていくようになった意識があり、また余裕をもって対応していく心掛けのおかげもあってか、以前より社員間のコミュニケーションがとれ、仕事が円滑に回ってきているように感じます。社員が生き生きと働く環境を提供することも自分の大きな役割であると改めて実感しています。また、家の中でもむやみに怒ることが少なくなってきたので、喧嘩をする回数がかなり減って、楽しい時間が増えました。妻や子どもたちも喜んでくれています。

会社でも家庭でも長となる人間はそのまわりからいつも厳しく見られています。自分を律して感情を上手にコントロールしていくのに、呼吸法は大きな役割を占める大切なツールとなって、自分を成長させてくれるものだなと実感している毎日です。

体験談

歩いただけで頭の中のネガティブな悪循環が消えた
（飲食店経営・谷口千里さん）

自分でうまくできないこと、苦手なことがあると、いつも人と比較してしまいます。あの人はできるのに、自分はできない。周囲の人は立派なのに、私は何もできない。そんな自分を認めたくないから、自分で自分を傷つけ、さらに、傷口に塩を塗り、痛めつけてしまう。そんな悪循環から、抜け出せなくなることがよくありました。

そんな自分でいることに疲れて、もっと楽に、ありのままでいることのできる自分になりたいと呼吸法を学び始めました。呼吸法を学んでいく中で、「歩く呼吸」は衝撃的でした。呼吸も、歩くことも、いつもやっていることなのに、その２つを組み合わせて意識するだけで、化学反応が起こります。

教わったとおり、呼吸を意識して、リズムに乗って、歩いてみました。すると、50m 歩いただけで、頭の中で凝り固まっていた悪循環の思いが､消滅してしまったのです。気分もスッキリです。あんなに抜け出せず、苦しんでいたことが嘘のようです。しかも、時間が経っても、リバウンドすることはなく、今も、穏やかなままです。

こんなに簡単に、スムーズに、しかも、あっという間に、悩みがなくなるなんて、魔法のようです。

今まで悪循環から抜け出せず、苦しんでいたのは何だったのだろうと、ちょっと悔しい気もしますが、タイムマシンがあれば、昨日までの私に、「歩く呼吸」を教えに行き、笑顔を取り戻してあげたいです。

第5章

頭の中に浮かんだ雑念を吐き出す

――「声を出す呼吸」

ストレスに強い人に共通する「息づかい」

呼吸の仕方ひとつで、その人がストレスに強い人なのか、そうでない人なのかを見分けることができます。

仕事でプレッシャーがかかったり、人間関係でイヤなことがあると、「ストレス」になります。

ストレスも「少し気分が重い」といった程度のものから、肩が重くて持ち上がらなくなったり、胃が荒れて痛くなったりという肉体的症状に現われることもあります。

さらにそれが続くと、発汗や耳鳴りが止まらなくなるといった自律神経失調症になったり、朝起き上がれなくなってうつ病になることもあります。

同じ環境で、同じストレスにさらされていても、それを上手く受け流せる人もいれば、自分の中に溜め込んでしまい、心が折れてしまう人も少なくありません。

特に近年は、うつ病で休職、あるいは退職する人が増えて、社会現象となっています。

ストレスを受けやすい人には、1つの共通した傾向があります。

それは、**「几帳面」で「まじめ」で「ガンコ」な人**です。言い換えれば、心が固まってしまって、例外を受け付けづらい人です。

普段の呼吸が浅く、まわりの状況の変化ですぐに息が荒くなってしまうなど、息づかいが変化しやすい人です。

たとえるなら、根の浅い木のようなものです。見た目はしっかりしていますが、風が吹くと、すぐ飛ばされてバラバラになってしまいます。

一方、ストレスを受けづらい人は、心が柔軟で、例外を受け入れられる、おおらかな心を持っています。良い意味で「いいかげん（良い加減）」な人です。

普段の呼吸が深く、まわりの状況が変化しても、自分の息づかいはあまり乱されません。

たとえるなら、根が大地にしっかり張った大木です。多少の風雨でその身を揺さぶられることはないのです。

仕事を続けていくと、必ずどこかで強いストレスを伴った困難に出会います。スキルアップを目指して、より高いレベルにチャレンジするならば、なおさらのことです。

仕事だけでなく、家庭や友人関係など、人生のあらゆる場面でも同じような困難があります。

それを乗り越えてクリアできた人には、新しいステージが待っています。

20年、30年、40年、50年……、人生を積み重ねる中で、何か成果を残した人は、必ずどこかで困難を乗り越えた経験があるはずです。

この章では、雑念を吐き出し、**ストレスに負けない強くてしなやかな心をつくるための呼吸法「声を出す呼吸」**についてお伝えします。

お坊さんが長生きの秘密

健康で長生きしたい。それは、多くの人が望む願いの1つです。

ある医学研究による「長生きする職業ランキング」の調査結果によると、第1位は僧侶（宗教家）だそうです。

これは、現代だけの話ではなく、奈良時代の文献にも「僧侶は長生きする」と記述されていると言います。

「なぜ僧侶は長生きするのか？」の理由には、大きく分けて2つあります。

1つは、精進料理などを通して、体に良い生活を送っていること。

もう1つは、読経《どきょう》や瞑想《めいそう》の習慣を通して、心に良い生活を送っていること。

特に読経、つまり、お経を唱えることには「ありがたい言葉を繰り返し唱えることによってそれを学ぶ」ということだけではありません。**「声に出して読み上げる」**という行為そのものが心に良い効果を与えています。

お経を声に出して読み上げる、つまり**「音読」**には、2つの効果があります。

それは、**「ストレス耐性を強くする」**効果と**「ストレスを浄化する」**効果です。

喉だけでなく、腹の底から声を出して読経することにより、腹が据わります。腹が据わるということは、体の重心が下がるということです。腹が据わると、多少のストレスではビクともしない芯のある心、時には軽く受け流せるしなやかな心をつくることができます。

また、低く響く声を出して一定のペースで朗々と読み上げていくことにより、全身が楽器のようになって、気持ちが良くなります。

この気持ち良さのことを「読経三昧《ざんまい》」と言います。読経をすることで、いわゆるカタルシス（心の浄化作用）が起こります。つまり、泣いたり笑ったりすることで、ストレスが消えるのと同じ効果があるのです。

お坊さんは、毎朝の読経習慣があるからこそ、心がブレず穏やかですし、長生きもしやすいというわけです。

これは、仏教だけでなく、神道やキリスト教、イスラム教など、あらゆる宗教における経典を声に出して読むことや、賛美歌を歌うことにも言えます。

宗教にかかわらなくとも、「声に出して何かを読み上げること」は、それだけでストレス耐性を強くする効果と、ストレスを浄化する効果があるのです。

声を出す機会が減っている現代人は、心身が不健康!?

呼吸は、何もしないときはもちろんですが、声を出すときも行なわれます。息を吐きながらでなければ、話すことができません。

試しに口と鼻を塞《ふさ》いで、何かを話そうとしてみてください。「ヴー」といううめき声すら出すことができないでしょう。

何もしない平静時に比べて、**声を出して話しているときは、その分だけ呼吸量が増えます。**

5年前や10年前と比べてみると、「そういえば最近、声を出して話す時間が減ったな」と感じる人も多いと思います。

メールやチャットで簡単にコミュニケーションがとれるようになったので、電話で話す機会が減ったり、わざわざ人に会いに行って話すことが減ってきています。

会社の中でも、今までだったら仕事をお願いするときにひと声かけていたところを、グループチャットなどで済ませることが増えてきています。

最近では「在宅勤務」を促す会社も増えているようで、声を出す機会はますます減ってきています。

人によっては「そういえば、今日は誰とも話をしなかった」という日を経験することも増えていくかもしれません。

声を出す機会が減り、1日の呼吸量が少なくなると、その分だけ息が浅くなります。

息が浅くなると、自律神経のコントロールが不安定になり、些細なことで心が振り回されやすくなったり、ストレスに弱くなってしまうことは、これまで本書でお伝えしてきたとおりです。

具体的な症状としては、**情緒不安定、不安感やイライラ、被害妄想、うつ状態、人間不信**などに陥りやすくなります。

また、精神的な症状だけでなく、めまい、冷や汗、震え、緊張の連続、血圧の上下、立ちくらみ、耳鳴り、吐き気、頭痛、微熱、過呼吸、倦怠《けんたい》感、不眠症、生理不順、食欲や性欲の減退、味覚障害など肉体症状として現われることもあります。

体に必要な栄養分を取るために、1日の目安量やサプリメントがあるように、声を出す機会が少ないという人こそ、「声を出す呼吸」で「声のサプリメント」を摂取したいものです。

心の安定性を高める「声を出す呼吸」のやり方

「声を出す呼吸」は、深い呼吸ができるようになるためのトレーニングです。

深い呼吸ができるようになると、ストレスの耐性が鍛えられ、まわりの出来事に心が振り回されづらくなります。また、お坊さんの読経と同じく「声を出す呼吸」そのものに、ストレスを浄化する作用があります。

まず、**声を出して読み上げるテキスト**を用意します。

このテキストは音読しやすいものであれば、何でもかまいません。

何か信仰しているものがあれば、その一節などの経典でもいいですし、外国語の勉強をされている人なら語学のテキストでもいいのです。読みやすさでいえば、子ども向けの絵本でもいいでしょう。

特になければ、私が代表を務める日本マイブレス協会で開発した、**「声を出す呼吸」に効果があるテキスト「呼吸の七曜日」**があります。本書巻末にあるページをご覧になるか、**http://www.2545.jp/kokyu/ から無料ダウンロードできます**ので、ぜひご活用ください。

読むときには、テキストを机の上に置くのではなく持ち上げて、目線を水平にしてください。

そして、次の2つのことを意識して、声を出して読んでいきましょう。

①できるだけ低く響く声で読み上げる。
②できるだけ息継ぎを少なくして読み上げる。

お坊さんの読経を思い出してみてください。とても低く、そして響きのある声をしているのがわかると思います。響きのある声を出すことで、ストレスを軽減し、心の浄化作用を生み出します。

そして、いつ息継ぎをしているのかわからないほど、息が長く続いています。息を長く続けることを意識しながら読み上げることで、肺活量が鍛えられ、深い呼吸ができるようになります。

深い呼吸ができるようになると、まわりに振り回されづらく、ストレスの少ない生活を送ることができます。

時間は3〜5分で結構です。テキストを持ち上げて読むので、腕がプルプルとしんどくならないぐらいの時間で終えてください。

息継ぎを少なくするために無理をしてはいけませんが、**「ちょっとだけ苦しく感じる」ぐらいがベスト**です。

前かがみになって小さな声でゴニョゴニョと読んでも、あまり効果はありませんので注意してください。胸を張って、朗々と読み上げていきましょう。

息継ぎを少なくすれば、雑念も少なくなる

「声を出す呼吸」と「一般的な音読」の違いとして一番特徴的なポイントは、**「できるだけ息継ぎを少なくする」**点です。

雑念を吐き出す

「声を出す呼吸」のやり方

①声を出して読み上げるテキストを用意する。

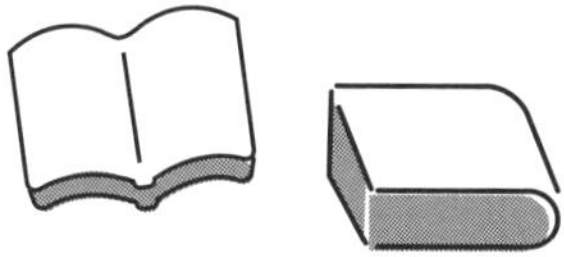

※効果テキメンの公式テキスト「呼吸の七曜日」は、http://www.2545.jp/kokyu/から無料ダウンロードできます。

②テキストは机の上に置かず、持ち上げて目線を水平にする。

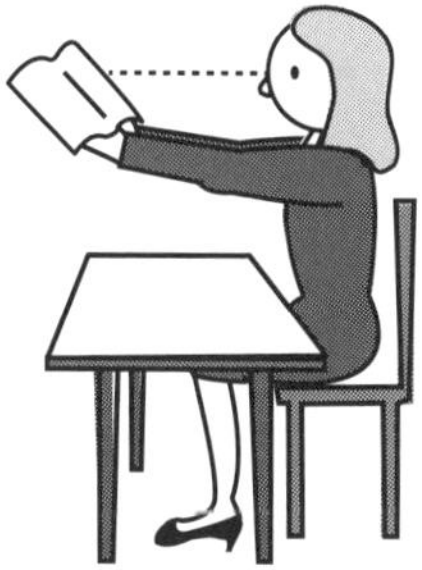

③できるだけ低く響く声で読み上げる。できるだけ息継ぎを少なく。

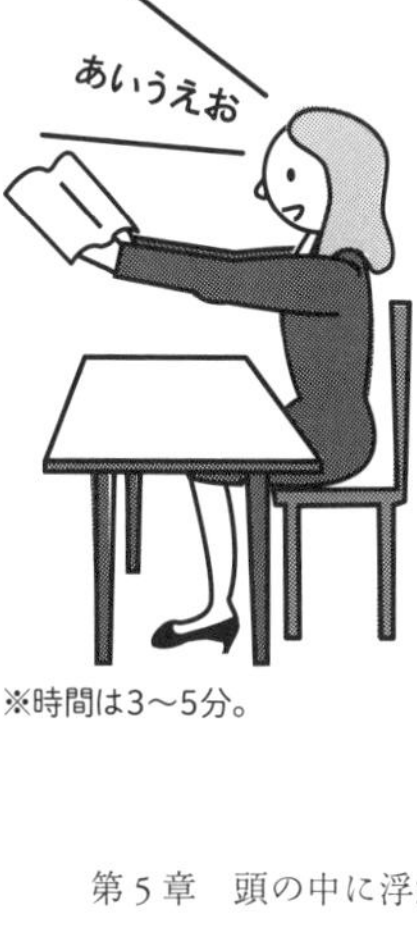

※時間は3〜5分。

POINT

- 「ちょっとだけ苦しく感じる」ぐらいがベスト。
- 前かがみになって小さな声ではなく、胸を張って朗々と読み上げる。
- 句点でも、できるだけ息継ぎを少なく。

こんなときにおすすめ

- ストレスを浄化したいとき
- ストレス耐性を強くしたいとき
- 深い呼吸を習慣化したいとき
- 冬場の朝

音読といえば読点「、」で息継ぎをする、区切りを入れたメリハリのある読み方をする場合が多いでしょう。

しかし、**「声を出す呼吸」では、読点でもできるだけ息継ぎを少なくして、音読を続けていきます**。

もちろん、息継ぎを少なくすると息苦しくなります。この息が苦しい状態、つまり**体の中から息をできるだけ出し切っている状態をつくる**ことが大切です。

「どれくらい苦しくなるまで息継ぎを少なくすればいいのか?」が気になるところでしょう。

目安は、「無理なく読み続けられる程度」です。苦しすぎて息継ぎをするたびにゼーゼーと息切れするようでは、やりすぎです。

短距離ランナーのように瞬発的な力を出すのではなく、長距離ランナーのように長続きする息づかいにしましょう。

内容を脳に定着させられる

普通に読書をしていると、本を読んでいるつもりでも、頭の中は雑念だらけで別のことを考えていることが、誰でも一度は経験があるのではないでしょうか？　目が字面を追っているだけという、あのときです。

声を出す呼吸をすると、「声に出して読む」という行為に100％集中して取り組むことができます。息を吐きながら読み上げて、おなかが少しずつ凹んでいくことを感じると、さらに効果的です。

そうすると余計なことを考える余裕がなくなります。頭の中から雑念を排して、ただ1つのことだけに没頭する気持ち良さがあります。

時々、**「声を出す呼吸をすると、息継ぎに意識がいってしまって、本の内容に意識が向けられない」**と言う人がいます。

それでOKです。この「声を出す呼吸」は、本を読解することが目的ではなく、声を出して読み上げるという行為が目的ですから、それでかまいません。

ただ、多くの受講生から、こんな声があがっています。

「声を出す呼吸をしたときは、ほとんど内容に意識が向けられませんでした。音読することで学習効果も期待していたので、少し物足りなく思っていました。

でも、あるとき、**毎朝読み上げていたことがまるで歌のように頭に入っていて、スラスラと思い出せることに気づきました。覚えようとしなくても、頭に入っていることに驚きました」**

「声を出す呼吸」をしているときは、脳はリラックスして集中状態になっているので、**音読した内容が潜在意識に定着しやすい**のではないかと思われます。

「門前の小僧習わぬ経を読む」ということわざがありますが、余計なことを考えずに耳にしているだけで頭に残りやすくなります。

本来の目的ではありませんが、「声を出す呼吸」には、このような副次的な効果もあります。

「読む」のでなく、「読み上げる」

「声を出す呼吸」では、テキストを「読む」のではなく「読み上げる」ことが大切です。

辞書によると、「読み上げる」という言葉の意味には、「最後まで読む」という意味の他に**「大きな声で、しっかりと読む」**という意味があります。

読み上げるときには、**下を向くのではなく、顔を上げる**ことがポイントです。

本書を読んでいるあなたは、今、顔が下向きになっていませんか？　そのまま声を出そうとすると、喉が詰まってしまって、声が出しづらいですよね。

喉仏（女性にも小さな喉仏があります）がある位置の喉の内側に**「声帯」**と呼ばれる太鼓の膜のような器官があります。

普段、声を出さずに呼吸だけしているときは、この声帯が開いていている状態になっています。

声を出して喋ったり、歌ったりするときに、この声帯が少し閉じて、膜を張った状態になります。この膜が空気で振動することで「声を出す」ことができるようになります。

しかし、顔を下に向けると、ちょうど声帯の部分が圧迫されて、声が出しづらくなってしまいます。

小学校の国語の授業で先生が、教科書を音読するときに児童に対して「教科書はしっかり持って、前を向いて読みなさい」と指導します。お坊さんが読経をする際は、前を向いていますし、全身を楽器のように響かせて歌っているオペラ歌手に下を向いて歌っている人はいません。これらはすべて、声を出しやすいようにするためなのです。

空を見上げるぐらいまで顔を上げる必要はありませんが、**少なくとも、目線が水平になるまでは顔を上げてください。**

同じテキストでも「読む」のと「読み上げる」のでは、終えたあとの爽快《そうかい》感がまったく違います。ぜひ気持ち良く「読み上げて」みてください。

声を響かせれば、腹が据わる

声を出す呼吸では、できるだけ**「響く声を出す」**ようにしましょう。

口先だけを動かしてモニョモニョと話すのでは、声は響きません。

まず、口をしっかりと開けましょう。

口を開くと、喉も開きやすくなります。声を出すと、喉の奥からビリビリと音が響いてくるのを自分でも感じられるようになります。口先だけではなく、全身を楽器のようにして発声します。

そして、**言葉のひと言ひと言をハッキリと発音する**ようにしましょう。

たとえば、「ありがとうございます」だったら、「あーざす」としか聞こえないようなしゃべり方ではなく、ゆっくりでいいので、きちんと「ありがとうございます」と聞き取れる話し方をしてください。

先ほど、お経を読むことには「ストレスを浄化する効果」と「ストレス耐性を強くする効果」があるという話をしました。

まず、**声を響かせることで全身にその響きが伝わり「ストレスを浄化する効果」があります**。マッサージチェアの細かい振動が心地よいのと感覚が似ています。ストレスでこわばった心身を解きほぐす効果があります。

そして、声を響かせれば「ストレス耐性を強くする効果」もあります。一般的にストレスに強そうな人、自信のありそうな人、いわゆる「腹が据わっている人」は、普段の会話でも響く声で話をしています。

「腹が据わっているから、響く声が出る」と言えますが、逆に**「響く声を出すことで腹が据わる」**とも言えます。

「声を出す呼吸」をするときはもちろんですが、普段の生活の中でも「響く声を出す」ことを意識してみてください。

ストレスの浄化効果や耐性効果があるのはもちろん、まわりから見て腹が据わって**自信があるようにも見られる**はずです。

腹が据わっている人に見られると、ビジネスでは仕事を任せてもらいやすくなり、プライベートでも良き人間関係を築くことができるようになります。

逆に、声がフワフワ軽いと、それだけで信頼感が損なわれてしまうことがあります。

特にまわりから「自信がなさそう」「気弱そう」と見られて、「いつも自分が損をしている」と感じている人は、響く声を意識してみることをおすすめします。

声だけで印象を損なっていたらもったいないですよね。

ちなみに、**「声の重さ」は、いわゆる声の高い低いとは、また違います。**

ソプラノ歌手をイメージするとわかりやすいですが、声が高い人でも、響く声を出すことはできます。

高級車は、なぜ排気量が大きいのか？

「声を出す呼吸」を続けると、静かで安定した内面を手に入れることができます。たとえるなら、軽自動車のエンジン音がうるさい車内から、高級車の静寂な車内に乗り換えるような感覚です。

一般的に、自動車は高級車になればなるほどエンジンの「排気量」が多くなります。排気量の多い自動車が高級車なのは、エンジンの出力（パワー）が上がるからです。エンジンのパワーが上がれば、より速いスピードで走ることも、より静かに走ることもできます。スピードを求めるスポーツカーは別として、いわゆる高級車ほど車内は静かで安定した走行をします。

一方、エンジンの排気量が少ない自動車は、まずエンジン音がうるさいです。少しスピードを出しただけで、車内で会話するのも難しいぐらいの騒音になることもあります。走行も不安定で、スピードを出すと車体がブルブルと揺れることもあります。

人間にとってエンジンの排気量にあたるのが、息の深さ、つまり「普段の肺活量」です。

息が深い人ほど、普段は静かで安定した内面を保つことができ、ここぞというときにはパワーを出すことができます。

なお、**普段の肺活量と肺の大きさは別物**です。肺活量とは、意識して肺から出すことのできる空気の量のことを言います。

体が大きい人、大きな肺を持つ人が「普段の肺活量」も多いかというと、そうではありません。

普段から深い呼吸をする習慣がある人ほど、「普段の肺活量」も多くなります。たとえ肺が大きくても、普段の呼吸が深くなければ、宝の持ち腐れと言えるでしょう。

「声を出す呼吸」を通じて「深い呼吸をする習慣」を続けると、高級車並みの静かで安定したエンジンを手に入れることができます。

体をポカポカに温める呼吸

私自身もそうですが、「声を出す呼吸」を毎日の習慣にする場合、朝の時間帯に取り組む人が多くいます。朝から朗々とした声を出して、息をしっかり吐き切ると、気持ち良く1日のスタートを切ることができます。

冬場は特に実感しやすいですが、「声を出す呼吸」をすると、体の芯から手足の先までポカポカと温まってきます。

声を出すことは、ちょっとした運動になります。**声を出しながら深い呼吸を繰り返すことで、血流量が増えます。また、響く声を出すと、全身が楽器のように震えるので、その振動が全身の細胞をゆるめて、毛細血管まで血が通いやすくなります。**

冬場、朝起きると、とりあえずストーブの前でしばらく暖をとらないと動けない人、あるいは、冷え性などで手足の先が氷のように冷たくなってしまう人に朝の「声を出す呼吸」をおすすめします。

朝に声を出す呼吸を実践した冷え性の女性の話を伺ったことがあります。

彼女は、はじめ寒くて布団の中から出るのもイヤだったので、体育座りの状態で布団をかぶったまま手袋をした手だけ出して、雪ダルマのような状態で「声を出す呼吸」をしていたそうです。

しかし、しばらくするとだんだん冷え性が改善されて、きちんと起きられるようになり、リビングのイスに座った状態でできるようになったと言います。

1カ月ぐらい毎日続けたところ、「声を出す呼吸」を数分するだけで、額に汗をかくぐらいにまでなったそうです。

声を出す呼吸は、自動車の「暖機《だんき》運転」のようなものです。

最近では暖機運転を必要とする車は減りましたが、寒い日にいきなり車を動かそうとすると、エンジンに負荷がかかって破損してしまうことがあります。まずは、エンジンをゆっくりと回すことにより、潤滑油をエンジン全体に行き渡らせたり、各部の動きを滑らかにして整えることができます。

人の体も、目覚ましが鳴ったからといって、いきなり起きてバタバタと出かける支度をすると、大きな負荷がかかります。全身が縮こまってしまう寒い冬の朝なら、なおさらのことです。

そんな状態で職場に行って仕事をしたり、あるいは家事をしても、なかなか本調子を出すことはできないでしょう。スポーツの前に十分な準備体操をしないと、うまくパフォーマンスが出せなかったり、ケガをしてしまうのと同じです。

朝は忙しくてなかなか時間が取れないという人も多いでしょう。1分でも長く寝ていたいというのが本音だと思います。

しかし、たった数分の声を出す呼吸で、その後の数時間が気持ち良く過ごせるとしたら、試してみる価値はあるのではないでしょうか。

「朝が苦手」という人こそ、ぜひ1日数分の朝の声を出す呼吸で、体の暖機運転をしてみてください。

「やり遂げる力」がつくトレーニング

声を出す呼吸をすると、ストレスに強くなるだけでなく、**「意志力」**が鍛えられます。

意志力とは、わかりやすく言えば**「やり遂げる力」**です。

何かを始めたけれど、中途半端に終わったという経験はありませんか？

習い事や仕事など数カ月や数年で辞めてしまったこともあれば、ダイエットやジョギングなどが数日で挫折してしまった、あるいは、掃除や勉強の途中でマンガやアルバムを開いてしまい、数時間や数十分で放り出してしまったことなどなど。

人間ですから、何もかもすべて完璧にやり遂げることができた人なんて、まずいないでしょう。

「やり遂げられない」のが怖いから最初から手を出さないというのも、つまらない話です。

しかし、アレコレと手をつけてみるのだけれど、何ひとつやり遂げられなかったとしたら、単に成果が上がらないだけでなく、自信や信頼を失ってしまうことになりかねません。

仕事ができる人というのは、例外なく「やり遂げる力」がある人です。どれだけ知識が豊富で才能があったとしても、やり遂げることができなければ、成果はゼロです。

毎日「声を出す呼吸」を続けている人は、この「やり遂げる力」が鍛えられます。**「今日はここまで読もう」と決めて読み始めます**。そして、最初に自分が決めたところまできちんと読み切る。

自信とは、「自分との信頼関係」です。たとえ小さなことでも**「自分が決めたことを守る」「きちんとやり遂げる」という繰り返しが、自信を高めます。**

他人との信頼関係も同じですが、自分との信頼関係も一朝一夕で築くことができるものではありません。日頃の小さな行ないの1つひとつが自信を高めたり、逆に損なうことにつながります。

自信が高まれば、仕事やプライベートで目の前に多少の困難や誘惑が現われたとしても、それに引きずられることなく乗り越えて、「やり遂げる」ことがたやすくなるでしょう。

これまでアレコレ手をつけてきたけれど、「やり遂げた経験」が少ない人は、大きな成果を求めて、いきなり大きなことにチャレンジしています。それで「自分には能力がなかった」と落ち込んだり、できなかったことを環境や誰かのせいにしたりしてしまうのです。

できなかったのは、あなたの能力がなかったからでも、誰かが悪かったわけでもありません。ただ、「いきなり大きなことを求めてしまった」というだけのことです。

まずは小さなところから、やり遂げる力を鍛えるために、毎日数分の「声を出す呼吸」をやってみてください。

これをやるときに大切なのは、いきなり大きな成果を求めて10分とか20分とか、**長**

い時間やろうとしないことです。まずは3分、あるいは1分でもかまいません。

とにかく長い時間をやることよりも**「自分が決めたところまで、きちんと読み切る」**という、自分との約束を守ることを優先してください。

たとえ小さなことの積み重ねであっても、自分との信頼関係が深まれば、やがて大きな期待にも応えてくれるようになるはずです。

体験談

心が不安定だった子どもが穏やかに

（専業主婦・Tさん）

10歳と8歳の2人の息子がいます。2人の息子と一緒に毎日「呼吸の七曜日」のテキスト（読者特典：無料ダウンロードURL　http://www.2545.jp/kokyu/）を読み上げて「声を出す呼吸」をしています。

最初は、子どもにはちょっと難しい内容かなと思ったのですが、繰り返し声に出して読むことで、子どもなりに理解を深めているようです。

「声を出す呼吸」を1カ月してみました。もともと男の子2人で1日に1回は兄弟ゲンカをしていたのですが、そういえば最近ケンカするのを見かけなくなりました。

その話を夫にしたところ、「おまえも子どもたちを怒ることがなくなったよね」と言われました。もしかしたら、私がイライラして怒るから、子どもたちもイライラしてケンカをしていたのかもしれないと気づかされました。

また、下の子が、少し心が不安定で、時々夜になると「明日は学校に行きたくない」と言うことがありました。それでもきちんと学校に通っていたのですが、もしかしたら不登校になってしまうかもしれないと心配をしていました。

ところが、「声を出す呼吸」を一緒にするようになってから「学校に行きたくない」と言わなくなりました。それどころか、学校であった楽しかった話を家でいろいろしてくれるようになりました。

息子たちがいつまで私に付き合ってくれるかわかりませんが、これからも「声を出す呼吸」を続けていこうと思います。

第6章

イライラや怒りを鎮める方法
――「鎮める呼吸」

心の余裕は、呼吸でつくられる

同じ言葉を投げかけられても、笑顔で軽く受け流せるときもあれば、グサッと心が傷ついて忘れられなくなることもあるものです。

投げかけられた言葉は同じなのに、受け取り方が変わってしまうのは、そのときの自分の「心の余裕」が違うからです。

心に余裕があれば、悪意がある言葉でも「ふーん、そうなんだね」と気にも留まりません。少し腹が立つことがあっても、比較的すぐに忘れることができるでしょう。

一方、心に余裕がないと、何気ないひと言でも、「なんでそんなことを言うのよ」といちいち気にかかったりすることがあります。そして、一度気にかかってしまうと、なかなか忘れられなくなります。

心の余裕は「呼吸の深さ」で計ることができます。

呼吸が深く、ゆっくりで穏やかなときは、心に余裕がある状態です。逆に、呼吸が浅く、速くて乱れているときは、心に余裕がない状態です。

呼吸が深いときに言われた言葉は、軽く受け流すことができますが、呼吸が浅いときに言われた言葉は、些細なことでも気にかかってしまい、しかも、いつまでも忘れられなくなってしまいます。

現代人が「キレやすい」理由

これまで本書で「現代人は、息が浅くなっている」という話を何度かしてきました。「現代人は、怒りにとらわれやすくなっている」とも言えます。

「キレる子どもや若者が増えた」「キレる中高年」「キレる老人」など、あらゆる世代で「キレる」、つまり、怒りに我を失ってしまう人が増えているという報道をよく見聞きするようになりました。

コミュニケーションが手軽になった一方で、すぐに返信を求められるような現代的な生活では、**だんだんと息が浅くなり、私たちから心の余裕を奪っていきます。**

一つひとつの要因は小さなことなので気づきづらいことです。それが積み重なり一定のラインを越えると、まるでコップの水があふれるようにある日突然キレたり、心や体に症状となって現われます。

本書では、現代的な生活を否定するつもりはありません。これを書いている私自身、山奥に籠《こ》もって霞《かすみ》を食べて生きているわけではなく、都内で会社を経営している1人のビジネスマンです。現代の恩恵をたくさん受けて生活しています。

しかしながら、現代的な生活が心と体に負担を強いている部分があるのも事実です。負担を無視して生活を続けると、やがてキレやすくなったり、怒りを溜めすぎて胃潰瘍やガンを患ったり、あるいは心が潰《つぶ》れてうつ病になったり、さまざまな弊害を生み出します。

これまでもいくつか紹介してきましたが、呼吸法を実践すると、その心と体の負担を軽減し、心が穏やかに、そして、健やかに過ごすことができるようになります。

この章では、**怒りにとらわれなくなる呼吸法である「鎮める呼吸」**をお伝えします。

イライラしやすい、キレそうになることがある、些細な言葉が気にかかるという人に、とてもおすすめの呼吸法です。

怒りの感情は、呼吸でコントロールできる

「鎮める呼吸」を使うと、怒りの感情をコントロールすることができます。

そもそも怒りはなぜ生まれるのでしょうか？

頼んだことをやってもらえなかったとき、理不尽な仕打ちを受けたとき……。きっかけはいろいろありますが、怒りが生まれる理由は、「自分が軽く見られた（扱われた）」からです。

頼んだことをやってもらえなくて腹が立つのは、やってもらえなくて困るから腹が

立つのではなく、「この人は私のことを軽く見ているから、やってくれなかったんだ」と考えてしまうから、腹が立つのです。

理不尽な仕打ちを受けて腹が立つのは、受けた仕打ちそのものよりも、**「私のことをどうでもいいと思っているから、そんなことができるんだ」と心が傷つけられるから**腹が立ちます。

たとえば、悪口を言われても、自分のことを貶《おとし》めようとして必死になっていることを知れば、「ああ、あの人はかわいそうな人だな」と哀れみの心で見ることができます。

一方、同じ悪口を言われても、「私のことをどうでもいいと思っているから、言葉に気を使ってもらえないんだ」と思うと、自尊心が傷つけられて怒りの感情が湧いてくるわけです。

怒りは、「2番目の感情」と言われています。

何かをされたとき、いきなり怒りの感情が湧いてくることはありません。

◎頼んだことをやってもらえなくて困った、そして腹が立った。
◎理不尽な仕打ちを受けてビックリした、そして腹が立った。
◎悪口を言われて傷ついた、そして腹が立った。

必ず先に「1番目の感情」があって、怒りという「2番目の感情」に続きます。

1番目の感情は、突然に出てきてすぐに消えるので、コントロールするのは難しい感情です。

しかし、長く続く2番目の感情は、呼吸法でコントロールすることができます。

たとえば、**怒りとは、頭の中が「誰か」に支配され続けている状態**です。

「あの人が悪い、あの人が悪い、あの人が……」、ずっとその人のことを考え続けてしまいます。そして、繰り返して考えるたびに、怒りの炎がメラメラと燃え立ちます。

頭の中で相手を罰し続けているつもりでも、実際に傷つけられているのは相手ではなく、自分の心です。

「考えるのを止めなければ……」と思っても、結局それを思い出してしまうので、火に油を注ぐ結果になります。

意識の矛先がずっと相手に向かっている状態です。

呼吸法を使うと、**怒りの相手に向けられていた意識を、自分の呼吸に向けることができるようになります。**

どうすれば意識の向きを変えることができるのか、これから具体的な方法をお伝えしていきます。

怒りやイライラは、抑え込んではいけない

腹が立ってどうしようもなくなったり、怒りにまかせて「言ってはいけないこと」を言ってしまうときがあるものです。

心が穏やかなときなら、絶対に口にしないような言葉を投げつけてしまったり、相手が傷つく言葉をわざと選んで言ってしまったり、あるいは、言葉だけでは収まらず手を上げたり、モノに当たったり、腹が立つ相手ではなく、別の誰かにイライラをぶつけてしまったり、暴飲暴食に走ってしまったり……。

我に返ったとき、「私はなんてことをしてしまったのだろう」と悔やんでも、あとの祭です。

怒りやイライラなどの激しい感情に支配されてしまい、心や体が動かされてしまうことを「情動《じょうどう》」と言います。

情動は、すべて悪いことばかりではなく、たとえば感動して涙が止まらなくなったり、うれしいときには自然に笑顔になるなど、人として大切な反応の1つです。

しかし、情動だけにまかせて生活すると、まわりからは「気分屋」とか、「すぐキレる人」と見られるようになります。社会人として信頼を失うようなこともあるでしょう。

一方、**情動は「抑え込もう」「ガマンしよう」とすると、ストレスになります。**腹立ちを抑えていたら胃に穴が開いたという人もいます。

情動を抑えつけようとすると、ストレスで心身に不調をもたらしたり、あるとき一気に爆発して、より大きな被害をもたらす可能性もあります。

情動は、「抑え込む」のではなく、「受け流す」とうまく付き合えます。

そして、「鎮める呼吸」を使えば、情動を「受け流す」ことができるようになります。

呼吸法を使って情動を受け流すためには、まず「自分の体の変調」に気づく必要があります。

怒りの感情が生まれたら、体の変化を意識する

怒りの感情が生まれて「情動」に支配されそうになると、頭の中だけでなく、体の

どこかに必ず変化が生まれます。

腹が立って**胸がムカつい**たり、イライラして**奥歯をグッと噛みしめている**。

怒りに燃えていた最中は気がつかなかったけれど、ふと我に返ると、**心臓がバクバク**していたり、**おなかがキリキリと痛んだり**している。

感情の変化は、必ず体にも変化を及ぼします。特に怒りの感情は、自分の肉体を傷つけます。

まず、**呼吸が速くなります**。

運動をしているわけでもないのに、胸が苦しくなったり、息が上がってしまうこともあります。ただでさえ、怒りで心が不安定な状態なのに、息が浅くなるとますます心が不安定になり、さらに怒りが湧いてくるという悪循環が発生します。

そして、**脈拍が上がります**。

心拍は速くなり、一時的に全身の血流が多くなります。

「血行が良くなる」と言うと、健康的なイメージもあるかもしれませんが、徐々にではなく**一気に血流が多くなると心臓をはじめ体の各部に負担がかかります**。怒りで顔が真っ赤になったり、こめかみに青筋が現われるのは、このためです。場合によっては血栓ができて、脳梗塞などを発症する危険性もあります。文字どおり「怒りで脳の血管がキレる」という状態です。

さらに、**怒りは自律神経を狂わせ、胃酸を過剰に分泌して胃潰瘍を引き起こしたり、腸の働きを弱めて下痢の原因**になることもあります。

拳をギュッと握ったり、肩に力が入ったり、奥歯をグッと噛みしめていたり、体の筋肉がこわばってしまうこともあるでしょう。

怒りの感情が湧いてきたとき、自分の体に意識を向けてみましょう。

「怒っちゃダメ、怒っちゃダメ」と自分に言い聞かせても、怒りを鎮めることはなかなかできることではありませんが、**自分の体の変化を感じると、怒りを鎮めやすくなります**。

「ああ、呼吸が速くなっているな」
「おなかが少し痛いな」
「肩に力が入っているな」
「奥歯を噛みしめているな」……。

自分の体のことを感じると、頭の中のことから意識をそらすことができます。

そして、「ああ、自分の体を傷つけていた」と気がつくことができます。それだけで、怒り続けるのがバカバカしくなって収まることもあるでしょう。

「確かにそれで少しは怒りが軽減されるのだけれど、それだけではスッキリしない」と言う人におすすめしたいのが、怒りを鎮めて心の穏やかさを取り戻す呼吸法「鎮める呼吸」です。

怒りやイライラを消し去る「鎮める呼吸」のやり方

情動を受け流す「鎮める呼吸」は、別名**「うかいのなわ（鵜飼いの縄）」**と言われている呼吸法です。

岐阜県の長良川で行なわれている「鵜飼い」という漁があります。首に縄をかけられた鵜という黒い水鳥が、鮎を捕まえます。

その鵜が「情動」だと考えてください。放っておくと、あっちこっちに勝手に飛び回って、勝手に鮎を食べ散らかしてしまいます。そうさせないために、その鵜（情動）の首に縄をかけてコントロールしているイメージです。

この「う・か・い・の・な・わ」には、それぞれの文字に意味があり、それがやり方になります。

①「う」……上を向きます

人はマイナスのことを考えているときはたいてい下を向いていますが、顔を上に向けるとイヤなことは考えづらくなります。

②「か」……感じます

先ほどもお伝えしましたが、情動が起こったときは、必ず体のどこかに反応が出ています。おなかが痛くなったり、奥歯を噛みしめていたり、体に意識を向けると頭の中のイライラから、意識をそらすことができます。

③「い」……息をします

ゆっくりと深い呼吸を2、3回繰り返して、心に落ち着きを取り戻しましょう。

④「の」……特に意味はない

特に意味はありません。楽譜の休符のようなものだと思ってください。

⑤「な」……何％か計ります

上を向いて、感じて、息をすることでどれくらい怒りやイライラが軽減したのか、％で計ります。感覚でなく、数値で考えることで理性を取り戻しやすくなります。

⑥「わ」……輪っかをくぐって感謝します

目の前に大きな輪っかをイメージしてそれをくぐります。怒りに我を忘れそうになった自分を置いて、新しい世界に入る感覚です。最後に「ありがとうございました」と感謝の気持ちで締めくくります。

この「うかいのなわ」を実際にやろうとすると、少しめんどくさいと感じる人もいるでしょう。

「『う』って何だっけ？　あ、そうそう、上を向くだった！」というように、最初はイチイチ思い出すのに苦労するかもしれません。

しかし、この**「めんどくさいことをわざわざやってみる」ことも、怒りやイライラを受け流すことにプラスになります。**

実際にやってみると1分もかかりませんので、めんどくささを味わいつつ、チャレンジしてみてください。メラメラと燃えていた怒りの炎が消えて、穏やかな気持ちになっていることを実感できるはずです。

数字でとらえると、理性が戻る

「鎮める呼吸」、別名「うかいのなわ」のうち、「な」は「何%か計ります」であるとお伝えしました。これについて、もう少し掘り下げて解説します。

自分の怒りの最大値が１００％だとしたら、「だいたい30％減った」「80％は減った」などと、どれくらい軽減したのかを数値で計ります。

時々、「自分の怒りが、今何％なのか正確な数値がわかりません」という質問を受けることがあります。

この数字は、**あくまで感覚値ですので、正確でなくて大丈夫**です。そもそも、自分の感情の大小を数値で正確に表すなんてことはできませんので。

では、なぜわざわざ「何％か計る」のか？

それは、**数値で考えようとすると、脳は理性を取り戻そうとする特性がある**からです。

頭が怒りという感情に支配された状態から抜け出して、冷静さを取り戻すきっかけをつくることができます。

「少し減った」とか、「ずいぶん減った」という漠然としたとらえ方では、鎮める呼吸の効果も減ってしまいます。ですから、正確でなくてもいいので、「何％か」数値で計るようにおすすめしています。

また、数値で計るときに、**「あと40％残っている」と怒りの残量を表現するよりも、「60％減った」と成果を表現したほうが、効果が出やすくなります。**

効果と数値が比例したほうがわかりやすいですし、できなかったほうではなく、できたほうに意識を向けるほうが、やりがいもアップします。

怒りが強すぎて、あまり怒りが軽減できなかった場合に、「ほとんど怒りが減らなかった」と表現するのか、「10％の怒りが減った」と表現するのかで、次からの取り組み方が変わってくるでしょう。

「ほとんど怒りが減らなかった」と表現してしまうと、次からやる気を失ってしまうものです。

一方、「10％怒りが減った」と数値で表現できれば、「よしあとこれを10回やれば消せるぞ！」と先行きの目処が立ちますよね。

この「何％か計る」ことは、怒りが大きくて、手強いときほど役に立ちます。

ぜひ、「な」（何%か計る）では、数値化するようにしてください。

輪っかをくぐって、怒りの源泉を置いてくる

「うかいのなわ」は、「わ」（輪っかをくぐって感謝する）で締めくくります。

輪っかは、**自分の体が通れるぐらいの大きな輪をイメージ**してください。

歩いているときだったら、自分で歩きながらくぐるイメージ、座っているときだったら、輪っかが向こうから飛んできて、自分を通して通過していくイメージです。

この「輪っかをくぐる」は、**「過去の出来事は置いて、新しい世界に入る」**という1つのシンボルです。

怒りやイライラの原因になった出来事は、輪っかの手前の世界、つまり、過去に置いていて、穏やかな呼吸とともに、自分の心と体はそれらのない輪っかの向こう側の世界に踏み出すのです。

6月や12月に神社の境内で見かける「茅《ち》の輪潜《わくぐ》り」をご存じの人は、それをイメージしてください。

ちなみに、茅の輪は、神事として行なわれる「大祓《おおはらえ》」の一環として、境内に設置されます。

茅《かや》で編まれた直径2mほどの輪っかをくぐることで、半年間の病や罪の穢《けが》れを払い落とすという意味があるそうです。

それと同じように、**「うかいのなわ」でも輪っかをくぐることで、自分の怒りが払い落とされていく**のをイメージしてみてください。

「感謝の言葉」の効力

「わ」（輪っかをくぐって感謝する）の最後は、**心の中で「ありがとうございました」と感謝**をします。

口に出せるようだったら、実際に言葉に出して言うと、さらに効果的です。

感謝の気持ちを持つことで、心に余裕が生まれて、些細なことであれば受け入れたり、受け流せるようになります。

この感謝は、**「このような心の修練を積む機会を与えてくれて、ありがとう」**と、怒りの対象になった人に対してできればベストです。

それができれば、さらに心に大きな余裕ができます。

しかし、「私はそこまで人間ができていない！」「まだ相手を許せない！」と言う人もいるでしょう。

そんな人は、自分に対して、「ここまで自分を癒してくれてありがとう」という感謝でも大丈夫です。

感謝を終えたあと、自分の息づかいを感じてみてください。

きっと「うかいのなわ」を始める前と比べて、ずいぶんと穏やかになっているはずです。

イライラや怒りを鎮める

「鎮める呼吸」のやり方

①「う・か・い・の・な・わ」と覚える。

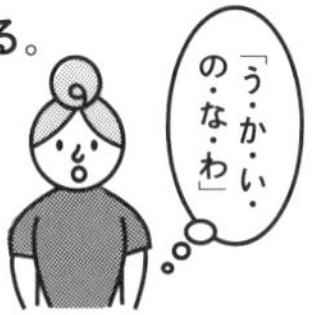
「う・か・い・の・な・わ」

②「う」（上を向く）：顔を上に向ける。

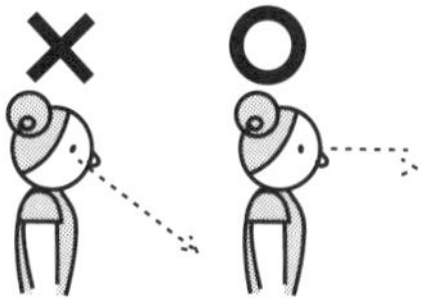

③「か」（感じる）：体に意識を向けて、体に起こっている反応を感じる。

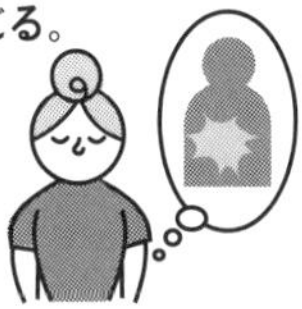

④「い」（息をする）：ゆっくり深い呼吸を2～3回繰り返す。

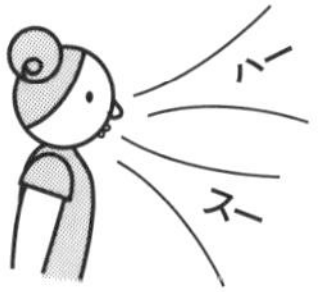
ハー
スー

⑤「の」（意味なし）：特に意味なし。楽譜の休符のようなもの。

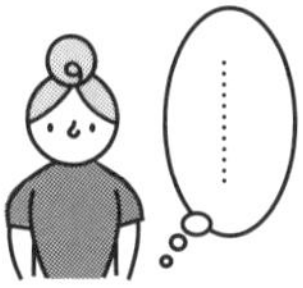

⑥「な」（何%か計る）：どれくらい怒りやイライラが軽減したか、%で計る。

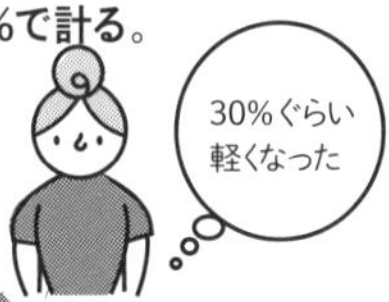
30%ぐらい
軽くなった

⑦「わ」（輪っかをくぐって感謝する）：目の前に大きな輪っかをイメージしてそれをくぐる。最後に「ありがとうございました」と感謝する。

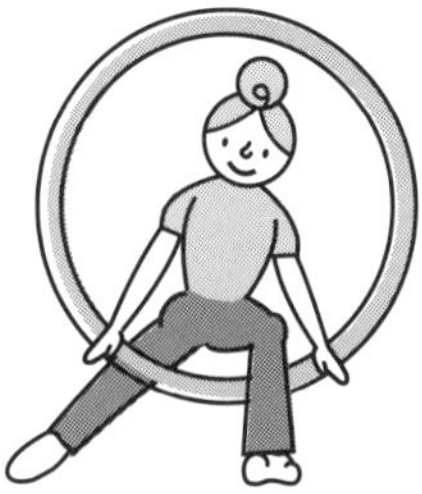

POINT

- 「な」（何%か計る）は、具体的な数値で考えてみる。
- 「わ」（輪っかをくぐって感謝する）のときの感謝の対象は、相手がベストだが、自分でもok。
- 怒りやイライラは、この呼吸で、こまめに「初期消火」する。

こんなときにおすすめ

- 怒りやイライラが生じたとき
- 瞬発的に腹が立ったとき
- ダイエットしたいとき

この**「うかいのなわ」**は、**１つの怒りに対して何度やってもＯＫ**です。ただ、毎回やるたびに最後は輪っかをくぐってきちんと感謝してください。

ここを丁寧にすると、怒りやイライラも手放しやすくなります。

怒りの炎は、大炎上する前に「初期消火」

「鎮める呼吸」の「うかいのなわ」をする上で、とても大切なポイントがあります。

それは、「初期消火」です。

自分の心の中に怒りやイライラを感じたら、すぐに「うかいのなわ」を始めてください。

火事と一緒で、**まだ炎が小さいうちの初期消火であれば怒りの炎は消しやすくなります。**

しかし、大炎上してしまったり、炎がプスプスとくすぶるような状態にまでなってしまうと、火を消すのに手間がかかります。

ほとんどの人は、「怒りやイライラすることなんて考えたくない」と思うでしょう。

しかし、実際に怒りやイライラが頭にあるときは、それをイヤだと思う反面、どこかで「気持ち良さ」を感じている場合が多くあります。

頭の中で怒りの相手をこき下ろしたり、コテンパンにする気持ち良さだったり、自分の正当性を何度も何度も確認したり……。

これを繰り返すと、まるで麻薬に依存する薬物中毒患者のように**「怒りに依存する心」**をつくってしまいます。

怒りがなければ、自分が保てない状態になるわけです。

怒りのきっかけをつくるために、わざわざ自分から人のあら探しをするようになったり、怒りに耐えている自分を美化するようになります。

その怒りを感じていた時間が長いほど、その怒りを鎮めるためには同じくらい長い時間がかかります。

「小さな怒りだから、まあいいか」と侮らずに、怒りやイライラを感じたら、早めに「上を向いて、感じて、息をして……」と、「うかいのなわ」を実践してみてください。

ダイエットの最大の敵は「怒り」!?

「呼吸法のおかげでダイエットに成功した」という話は、実践されている人からよく聞くことの1つです。

たとえば、これまでお伝えしてきた、

「数える呼吸」で自制心を鍛えたことで、間食を減らすことができた。

「声を出す呼吸」でストレスを減らすことで、甘いものを食べる回数が減った、暴飲暴食がなくなった。

中でも特にこの章でお伝えしている**「鎮める呼吸」**が、**ダイエットのパートナーとして役に立ったという声が多く寄せられています。**

ダイエットを成功させるためには、食事制限をしたり、運動量を増やすわけですが、一朝一夕ではなかなか成果は出ないものです。それをコツコツと積み重ねて、続けていく必要があります。

順調に続いているうちはいいのですが、怒りやイライラの感情が溜まると、「もうどうでもいいや！」という心理が働きやすくなります。

心がささくれ立ち、攻撃的な心理になると、自分の積み上げてきたものさえも破壊してしまうことがあります。

怒りの感情が湧くと、その人に自分の頭が支配されるだけでなく、自分がコツコツと築き上げてきた生活習慣も壊されてしまうことがあるのです。

いろんなダイエット法にチャレンジして渡り歩いている「ダイエットのプロ」。いろいろやってみて短期的に痩せても、すぐに戻ってしまい、長い目で見ると成果が出ていない人。

こうした人に多いのが、怒りやイライラが原因で「成果がリセット」されてしまうケースです。

せっかくの取り組みが、誰かに対する腹立ちでリセットされてしまってはもったいないものです。

ダイエットをする場合、まず「ダイエットにとって、怒りは敵である」ことをしっかり肝に銘じてください。

「腹が立ったら太る」と考えてもいいでしょう。

腹が立ったらすぐ「鎮める呼吸」、「うかいのなわ」で初期消火をしてください。

「鎮める呼吸」は、ダイエッターの良きパートナーです。

体験談

脂肪と一緒に心の汚れも落ちた
（会社員・Yさん）

45歳を過ぎた頃から、何に対してもやる気が起きず、ちょっとしたことにイライラし、負のループにはまっていました。

体重もどんどん増え続け、さすがにこのままではいけないと思いながらも、「運動はしたくない、食べるのは我慢したくない、ラクに変われないかな？」と都合のいいことばかり考えていました。

そんなときに、倉橋先生の呼吸法の存在を知り、この状況を変えるには、まずは「心」を鍛えるしかないと思ったことが、呼吸法を学ぶきっかけでした。

気分転換が必要と感じたら「ゆるめる呼吸」をし、運動不足解消のために「歩く呼吸」をしながら２駅歩き、イライラしたら「鎮める呼吸」の「うかいのなわ」で怒りを小さくするようにしたところ、不思議と食欲も抑えられるようになり、あれほど減りにくくなっていた体重がするすると落ちていきました。

脂肪と一緒に、心の汚れも少し落ちたようで、以前より穏やかに過ごせるようになりました。

これからも呼吸法を続け、さらに心も体も身軽になろうと思います。

体験談

怒りに振り回されず、子どもを抱きしめることができた
（専業主夫・Nさん）

５年前より、会社を経営する妻に代わって「主夫」をするようになりました。普段は、子育てと育児に専念をしています。もうすぐ子どもが手を離れる予定なので、社会復帰の一環としてブレスプレゼントクラスに通い始めました。

「専業主夫」という言葉は認知されつつありますが、まだまだ少数派で、まわりからは変わった存在に見られています。たまに「男なのに奥さんに仕事をさせて、自分は家にいるなんて信じられない」というようなことを言われることがあります。

以前は、そのたびにカチンときて「そうですよねー」なんて笑顔で応えつつも、心の中はコンチキショーという怒りが湧いてきたり、ヘラヘラ笑って言い返せない自分に腹が立ったりしていました。しかし、「鎮める呼吸」をするようになってから、たとえ心ない言葉に腹が立っても、すぐに軽く受け流せるようになりました。

先日、うちの息子が「友達のお母さんから、君のお父さんはダメな人だって言われた」と言っていました。自分に言われるならまだしも、子どもを傷つけるようなことを言われたのがショックで、思わず子どもの前で怒りをあらわにするところでした。

もし呼吸法を習っていなかったら、怒っている姿を子どもに見せることになり、彼を２度傷つけるところでした。

すぐ「うかいのなわ」で自分を取り戻すことができ、「気にしなくていいからね」と彼を抱きしめてあげることができました。

おわりに

「倉橋さんは、どうして呼吸法を始めたのですか？」とよく聞かれます。

もうずいぶん前の話になりますが、私は25歳で独立起業し、その後数年で事業に大失敗したことがあります。

その後しばらくの間は、借金を抱えてコンビニと居酒屋でフリーターをしながら返済を続け、「自分はなぜダメだったのか？」ということを悶々《もんもん》と考えていました。

しかし、自分1人でどれだけ悩んでもダメな理由がわからなかったので、うまくいっている経営者にインタビューを試みました。実績も経験もある20名近くの方にインタビューをして気がついたこと。それは、「長期間うまくいっている人には、独特の息づかいがある」ということでした。

それまで、成功している経営者といえば、鼻息がフンフンと荒くて我が強い人をイメージしていました。しかし、実際お会いしてみるとむしろ逆で、みなさん穏やかなで深い呼吸をされていました。呼吸については、私も研究を重ねてきていたのですが、その気づきは大きなものでした。

1対1で対話するインタビューを通じて、息づかいの大切さを学び、実生活でも呼吸法を取り入れるようになりました。その後、再び起業し、アイネスト株式会社という研修会社を立ち上げました。

はじめは私が個人的に呼吸法をしていたのですが、あるとき、弊社で毎朝行なっている社内勉強会でスタッフと一緒に呼吸法を実践するようになりました。

すると、スタッフもお客様対応が落ち着いてできるようになったり、新規事業立ち上げなどがうまくできるようになったのです。

「呼吸法は、ビジネスで成果が出せる」と実感し、その後はまわりの人を巻き込んで研究会を開催したり、不定期で講習を行なっていました。

しばらくして、「もっと多くの場所で、講習を開催してほしい」「私も呼吸法の先生になりたい」という声をたくさんいただくようになり、長い歴史の中で培われてきた呼吸法を、初めての方でも取り組みやすく体系化し、2014年に「日本マイブレス協会」という呼吸法の団体を立ち上げました。

その中で、私は主に講師の育成を行なっています。「ブレスプレゼンター」と呼ばれる講師たちが、今では北海道から九州まで全国各地で呼吸法のクラスを開催するようになりました。

あなたの近くでも、「マイブレス式呼吸法」のクラスが開催されていますので、ぜひホームページでチェックしてみてください。

この本は、ブレスプレゼンターたちから「倉橋さん、早く呼吸法の本を書いてくださいね！」とお尻を叩かれ続け、ようやく書き上げることができた1冊です。

今回、この本では冒頭から多くの事例を紹介しました。掲載を快諾いただいたみなさんに心から感謝申し上げます。

また執筆にあたって、叱咤激励をいただき最後まで伴走してくれた西浦孝次さん、貴重な機会を与えていただいたフォレスト出版のみなさん、本当にありがとうございました。日々執筆を応援してくれて、実務を支えてくれている弊社スタッフにも改めて感謝します。いつもありがとう。

共に学び、日々実践を続けている仲間たち、そしてこの本を読んで呼吸法をやってみようと思ったあなた、これからも一緒に呼吸法を続けていきましょう。

息（いき）を通じて、イキイキとした人生が送れますように。

２０１５年12月

日本マイブレス協会代表理事　倉橋竜哉

〈著者プロフィール〉
倉橋竜哉（Tatsuya Kurahashi）
日本マイブレス協会代表理事。
5歳のとき、生まれたばかりの弟が亡くなり、父親から「死ぬということは、息ができなくなることだ。おまえは息ができることに感謝しなさい」と教えられたことをきっかけに呼吸に興味を持つようになる。以来、医療、禅、スピリチュアルなど、あらゆる呼吸法を学習、実践。怒りやイライラの軽減、緊張緩和、集中力、継続力など、「セルフコントロール」と「呼吸」の関係性を研究、これまで学んできた呼吸法を体系化し、「マイブレス式呼吸法」を開発。「日本マイブレス協会」を設立し、呼吸法を生かした、心身を調えて、どんな外的状況においても心がブレない技術を伝え、講師の育成も行なっている。直接指導を行なった「ブレスプレゼンター」と呼ばれる認定講師は60名を超え、北海道から九州まで全国各地で呼吸法講座を開催している。また、2014年にはオーストラリア3都市（メルボルン、ケアンズ、パース）にて呼吸法講座を開催し、高い評価を受ける。以来、「マイブレス式呼吸法」は、日本国内にとどまらず、海外でも注目をされ急速に広がってきている。

日本マイブレス協会 HP　http://www.mybreath.jp/

呼吸で心を整える

2016年1月15日　初版発行
2016年1月30日　3刷発行

著　者　倉橋竜哉
発行者　太田　宏
発行所　フォレスト出版株式会社
〒162-0824 東京都新宿区揚場町2-18　白宝ビル5F
電話　03-5229-5750（営業）
　　　03-5229-5757（編集）
URL　http://www.forestpub.co.jp

印刷・製本　中央精版印刷株式会社

ISBN978-4-89451-963-3　Printed in Japan

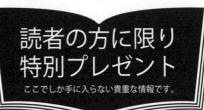